人体解剖学局部解剖实验指导

主　编　冯宇鹏　李金莲

副主编　凌树才　崔海敏

西北大学出版社

·西安·

图书在版编目（CIP）数据

人体解剖学局部解剖实验指导 / 冯宇鹏，李金莲主编. —西安：西北大学出版社，2023.3

ISBN 978 - 7 - 5604 - 5102 - 2

Ⅰ．①人… Ⅱ．①冯… ②李… Ⅲ．①局部解剖学—实验—医学院校—教学参考资料 Ⅳ．①R323 - 33

中国版本图书馆 CIP 数据核字（2023）第 034685 号

人体解剖学局部解剖实验指导

主　　编	冯宇鹏　李金莲	
出版发行	西北大学出版社	
地　　址	西安市太白北路 229 号	
邮　　编	710069	
电　　话	029 - 88303593	
网　　址	http：//nwupress. nwu. edu. cn	
电子邮箱	xdpress@ nwu. edu. cn	
经　　销	全国新华书店	
印　　装	陕西隆昌印刷有限公司	
开　　本	787mm×1092mm　1/16	
印　　张	9.5	
字　　数	208 千字	
版　　次	2023 年 3 月第 1 版　2023 年 3 月第 1 次印刷	
书　　号	ISBN 978 - 7 - 5604 - 5102 - 2	
定　　价	42.00 元	

本版图书如有印装质量问题，请拨打 029 - 88302966 予以调换。

编写说明

    恩格斯说过"没有解剖学，就没有医学"。学好人体解剖学是医学生成长为合格医生的必要条件。在人体解剖学的学习过程中，大约 3/4 的课时是需要医学生动手操作的局部解剖学，所以学好局部解剖学尤为重要。为了提高局部解剖学的课堂学习效率和教学效果，特编撰此书。

    本书为各局部的解剖实验操作指导和实验报告。实验操作的课次安排与我们使用的由第四军医大学出版社出版的《人体解剖学》教材和高等教育出版社出版的《人体解剖方法》录像相匹配。每一个局部章节都包含四个方面的内容，即每一节所含的实验课的教学目标、实验课的操作指导和实验报告以及每一章的最后所附相关习题。附录为常用解剖器械的介绍及其正规使用方法，该部分内容为培养医学生正规地使用器械和正确地解剖局部结构奠定了基础。文末附有填图题的彩图，方便学生学习使用。

    本书所用标本的制作过程得到了西安八宝生物技术有限公司的技术支持；本书选用的一部分插图得到了郑州国希望教学用品有限公司的大力协助。特此鸣谢！

西北大学医学院

人体解剖学教研室

2022 年 12 月

目　录

第一章　下　肢

第一节　股前、内侧区浅层结构解剖

一、教学目标

1. 掌握各种器械的使用及解剖结构分离方法。
2. 掌握大隐静脉的行程和属支。
3. 熟悉股神经皮支、股外侧皮神经的行程和分布；了解闭孔神经皮支和生殖股神经的分布。
4. 熟悉腹壁浅动脉、旋髂浅动脉及阴部外动脉的分布范围。
5. 掌握腹股沟浅淋巴结的分群、位置、收集范围及淋巴回流。

二、操作指导

（一）下肢皮肤切口（图 1 - 1）

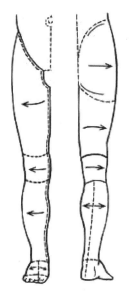

图 1 - 1　下肢皮肤切口

1. 斜行切口

找到髂前上棘和耻骨结节，两者之间为腹股沟韧带。从腹股沟韧带向下约 1.5 cm，做与腹股沟韧带平行的切口。

2. 纵行切口

（1）切口起于耻骨结节，绕外阴根部沿大腿内侧向下，止于内踝。

（2）沿足背中线纵行切开皮肤。

3. 横行切口

做 4 个横切口，分别位于髌骨上方，胫骨粗隆下方，内、外踝间和足背趾根部。横切口将腿前部皮肤从上向下分为股前部、膝部和小腿前部 3 块，由内侧向外侧翻起。足背皮肤翻向两侧。注意横切口要浅，以免损伤深面的血管、神经。

（二）解剖浅层结构

1. 血管

1）浅静脉

（1）大隐静脉及其属支　找到大隐静脉，用镊子轻轻提起，用剪刀分离其周围的脂肪和筋膜组织。将其从浅筋膜中剖出、修净，向下追踪至内踝前方，向上追踪至隐静脉裂孔。沿大隐静脉找到其收纳的 5 个重要属支：旋髂浅静脉、腹壁浅静脉、阴部外静脉、股内侧浅静脉和股外侧浅静脉。

（2）足背静脉弓　解剖出足背静脉弓，向两侧修净。观察并追踪其内侧端延续为大隐静脉，其外侧端延续为小隐静脉。

2）浅动脉

股动脉的分支：旋髂浅动脉、腹壁浅动脉、阴部外动脉，分别与同名浅静脉伴行。

2. 皮神经

用剪刀分离浅筋膜中的脂肪组织，找出其中穿行的皮神经，追踪至其穿出深筋膜的位置。不必花过多时间寻找所有皮神经。

（1）股外侧皮神经　在髂前上棘下方 3～4 cm 处穿出。

（2）股中间皮神经　在股前部正中线上、中 1/3 交界处穿出。

（3）股内侧皮神经　在大腿内侧中、下 1/3 交界处穿出。

（4）腓浅神经　在小腿前外侧中、下 1/3 交界处穿出，向下延续为两支：足背内侧皮神经和足背中间皮神经。

（5）腓深神经的终支　在第 1 跖骨间隙的前部穿出。

（6）隐神经　纵行于小腿内侧，与大隐静脉伴行。

3. 淋巴结

在腹股沟韧带下方和大隐静脉末段两侧寻找并观察腹股沟浅淋巴结，触摸其硬度和质地，观察后摘除。

最后，清除浅筋膜，暴露深筋膜。注意保留重要的浅层结构。

三、实验报告

人体解剖学实验报告（一）

实验组别　　　　　　成绩　　　　　　填表人　　　　　　日期

股前、内侧区浅层结构解剖	解剖完成情况			
	符合要求	未彻底	结构损坏	发现变异
1. 大隐静脉主干				
大隐静脉分支：腹壁浅静脉				
旋髂浅静脉				
阴部外静脉				
股内侧浅静脉				
股外侧浅静脉				
2. 股动脉的分支：腹壁浅动脉				
旋髂浅动脉				
阴部外动脉				
3. 腹股沟浅淋巴结上、下组				
4. 皮神经：股外侧皮神经				
股中间皮神经				
股内侧皮神经				
腓浅神经				
隐神经				
5. 是否解剖并观察到隐静脉裂孔				
未达到实验要求的原因分析：				
发现结构变异的描述：				

注：每次课结束后，实验组之间进行相互评价，在相应的栏目打"√"。

填图（一）

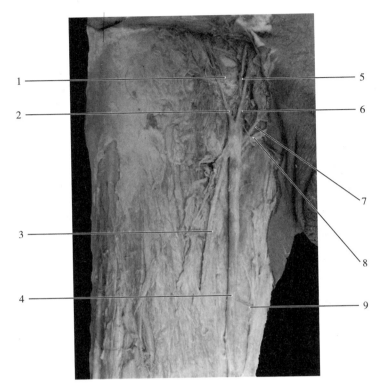

大隐静脉及其属支

1 _____ 2 _____ 3 _____

4 _____ 5 _____ 6 _____

7 _____ 8 _____ 9 _____

第二节　股前、内侧区深层结构解剖

一、教学目标

1. 熟悉大腿阔筋膜及髂胫束的形态特征；掌握隐静脉裂孔的位置和形态。

2. 掌握股三角的境界和其中走行结构的局部毗邻。

3. 掌握收肌管的境界、内容及连通。

4. 掌握肌腔隙和血管腔隙的位置及穿行结构，并熟悉这些结构的毗邻关系。

5. 掌握股动脉主要分支的名称和分布，股神经和闭孔神经的支配范围。

二、操作指导

(一)解剖深层结构

1. 骨骼肌

1)阔筋膜张肌

观察股前部的深筋膜,即阔筋膜。其外侧部增厚,张于髂嵴与胫骨外侧髁之间,呈带状,称髂胫束。纵行切开髂胫束上 1/3,显示其内包绕的阔筋膜张肌。在大隐静脉注入股静脉处,可见隐静脉裂孔(卵圆窝)。该处为薄层疏松结缔组织覆盖。

2)股前群肌

用镊子提起阔筋膜,刀刃平贴肌表面,沿肌纤维方向,剥除阔筋膜,暴露其深面的股前群肌,观察各肌的纤维方向。

(1)缝匠肌 呈带状,起于髂前上棘向内下止于胫骨上端的内侧。

(2)股四头肌 股直肌为羽状肌,纵行于正中线稍偏外侧;股中间肌位于股直肌深面;股外侧肌位于股前外侧部,形成外侧隆凸,其纤维行向内下;股内侧肌位于股前内侧部,形成内侧隆起,其纤维行向外下方。股四头肌的肌腱向下包绕髌骨,继续向下延伸为髌韧带,止于胫骨粗隆。

3)股内侧群肌

(1)股薄肌 位于股部最内侧。可用手深入该肌深面,将其游离。

(2)长收肌 位于股薄肌外侧。

(3)耻骨肌 位于长收肌的上外侧。

(4)短收肌 位于长收肌深面。可在长收肌起点下 4 cm 左右横断长收肌,向下翻,显露短收肌。

(5)大收肌 位于短收肌的后下方。

2. 血管

1)股动脉及其分支

在股三角内找到股动脉,用剪刀沿股动脉向上和向下将其与周围的结缔组织以及股静脉分离。沿股动脉主干寻找其分支。

(1)腹壁浅动脉。

(2)旋髂浅动脉。

(3)阴部外动脉。

(4)股深动脉。该动脉起于股动脉后壁,在腹股沟韧带下方 3~5 cm 处由股动脉发出。追踪股深动脉的分支:旋股内侧动脉、旋股外侧动脉和穿动脉。旋股内侧动脉和旋股外侧动脉从股深动脉起始处发出。前者居于股深动脉的内侧,穿入耻骨肌与髂腰肌之间;后者起于股深动脉的外侧壁,经缝匠肌和股直肌深面行向外侧。旋股内、外侧动脉也可能由股动脉发出。穿动脉可有 3~4 支,自上而下依次称为第 1、第 2、第 3

和第 4 穿动脉，贴近股骨内侧行向大腿后面。营养股后群肌、肌内侧群肌及股骨。

2）股静脉及其属支

在股动脉内侧找到股静脉。将其从筋膜中剖出，观察其接受的属支有大隐静脉和股深静脉、穿静脉等。

3. 神经

（1）股神经　在股动脉外侧找到股神经，追踪并修净其分支。皮支有股中间皮神经和股内侧皮神经。追踪其肌支进入耻骨肌、缝匠肌与股四头肌的位点。股神经的终末为隐神经，与股动脉伴行进入收肌管。

（2）闭孔神经　穿行于股内侧群肌之间。闭孔神经前支走行于长收肌深面和短收肌之间。向前牵拉短收肌，可见闭孔神经后支走行于短收肌深面与大收肌之间。

（二）解剖局部结构

1. 股三角

观察股三角的边界和内容物。其上界为腹股沟韧带，内侧界为长收肌内侧缘，外侧界为缝匠肌内侧缘。股三角内由外向内有股神经、股动脉、股静脉和股管。股三角的底部由外向内排列着髂腰肌、耻骨肌和长收肌。

2. 股鞘和股管

（1）股鞘　股动脉、股静脉和股管被一漏斗形筋膜鞘所包绕，此筋膜鞘称为股鞘。将股鞘的前壁纵行切开，由外向内依次可见股动脉、股静脉和股管。

（2）股管　位于股静脉内侧，为潜在性漏斗形腔隙，内含脂肪和淋巴结。股管长约 1.5 cm，下端为盲端，上端经股环通腹腔。用小指插入股管向上探查股环的四壁，其外侧壁为股静脉内侧的纤维隔；内侧壁为腔隙韧带及股鞘内侧壁；前壁为腹股沟韧带、腹横筋膜、阔筋膜、隐静脉裂孔镰状缘的上端和筛筋膜；后壁为髂腰筋膜、耻骨梳韧带、耻骨肌及其筋膜。

3. 收肌腱裂孔

找到股骨内上髁上方的收肌结节，终止于此处的大收肌肌腱与股骨之间形成裂孔，称为收肌腱裂孔。股动、静脉穿经此孔向下更名为腘动、静脉。

4. 收肌管

收肌管起于股三角下端，向下通收肌腱裂孔。其横断面呈三角形，外侧壁为股内侧肌，后壁为长收肌和大收肌，前壁为缝匠肌和缝匠肌深面的腱板。此腱板架于股内侧肌和长收肌、大收肌之间。将缝匠肌横断向下翻开，暴露腱板。再用剪刀纵行剪开腱板，观察收肌管的内容物有股动、静脉和隐神经。股动脉在收肌管内发出膝降动脉，与隐神经伴行，从收肌管前壁下部穿出。

三、实验报告

人体解剖学实验报告（二）

实验组别　　　　　　成绩　　　　　　填表人　　　　　　日期

股前、内侧区深层结构解剖	解剖完成情况			
	符合要求	未彻底	结构损坏	发现变异
1. 阔筋膜张肌及髂胫束				
2. 股动脉主干				
股动脉分支：股深动脉				
旋股外侧动脉				
旋股内侧动脉				
穿动脉				
3. 股静脉及其属支				
4. 股管及腹股沟深淋巴结				
5. 股神经				
6. 闭孔神经浅支和深支				
7. 分离大腿前群肌和内侧群肌				
8. 构成股三角的边界及底部的肌肉				
9. 围成收肌管的肌肉和大收肌腱板				
10. 收肌管的内容物				
未达到实验要求的原因分析：				
发现结构变异的描述：				

注：每次课结束后，实验组之间进行相互评价，在相应的栏目打"√"

填图(二)

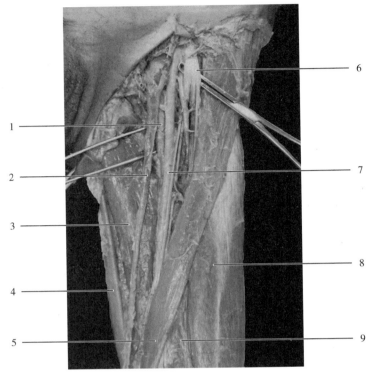

股三角

1 _____	2 _____	3 _____
4 _____	5 _____	6 _____
7 _____	8 _____	9 _____

第三节 臀区、股后区及腘窝解剖

一、教学目标

1. 了解臀区层次结构。

2. 熟悉经梨状肌上孔穿行的血管和神经(臀上动、静脉及臀上神经)。

3. 掌握经梨状肌下孔穿行的血管和神经,熟悉其排列关系(由外向内依次是:坐骨神经,股后皮神经,臀下神经及臀下动、静脉,阴部内动、静脉及阴部神经)。

4. 掌握坐骨小孔的构成及其穿行结构,阴部神经的分布、局部定位及临床意义。

5. 掌握坐骨神经的行程、分支和分布范围。

6. 掌握腘窝的境界及腘窝内的血管和神经的局部位置关系;了解膝关节周围动脉

网的构成。

二、操作指导

(一)下肢皮肤切口(图1-1)(尸体俯卧位)

1. 弧形切口

(1)从髂前上棘沿髂嵴弧形切至髂后上棘。

(2)沿臀沟弧形切至大转子。

2. 纵行切口

从髂后上棘沿骶部正中线切至尾骨尖,再环绕肛门至会阴。

3. 横行切口

在腘窝上、下方做两个横切口,两个弧形切口和两个横行切口,将臀部和股后部皮肤从上向下分为臀部、股后部和腘窝3块。将这3块皮瓣由内向外翻起。

(二)解剖浅层结构

1. 皮神经

(1)臀上皮神经 3支,从腰部向下越过髂嵴至臀上部皮肤。

(2)臀中皮神经 3支,从骶部向内至臀中部皮肤。

(3)臀下皮神经 3支,从臀沟向上至臀下部皮肤。

(4)股后皮神经 用剪刀在股后部正中线上找到该神经,追踪、修净。

(5)腓肠外侧皮神经 在腘窝外下方寻找该神经。

2. 浅静脉

小隐静脉 小隐静脉的上段在腘窝下部,向上追踪,至穿入深筋膜处。

(二)解剖深层结构

1. 骨骼肌

1)臀肌

(1)臀大肌 用手术刀贴于臀大肌表面,沿肌纤维方向去除臀大肌表面的深筋膜。辨认臀大肌的上缘和下缘。用手指插入臀大肌的上、下缘,将其与深面的臀中肌等结构钝性分离。距臀大肌内侧端起点2 cm垂直肌纤维方向切开臀大肌,拉起臀大肌的内侧端,观察其深面的神经和血管,用剪刀将这些神经和血管在进入臀大肌处剪断。再将臀大肌逐渐向外侧翻起,暴露大转子,找到臀大肌与大转子和坐骨结节之间的滑液囊,即臀大肌转子囊和臀大肌坐骨囊。

(2)臀中肌和臀小肌 用手指插入臀中肌下缘,钝性分离。用手术刀切断臀中肌在髂骨上的起点,将臀中肌向下翻开,其深面为臀小肌。观察此二肌的纤维方向。

(3)梨状肌、上孖肌、闭孔内肌腱、下孖肌和股方肌 找到梨状肌,清理其上、下缘,注意保护从其上、下缘穿过的结构。辨认梨状肌下方自上而下排列的上孖肌、闭孔内肌腱、下孖肌和股方肌。

2）股后群肌

（1）半腱肌　位于股后部内侧浅层，追踪其下部的肌腱至胫骨上端的内侧。

（2）半膜肌　在半腱肌深面，观察其上部为腱膜构成。观察半腱肌和半膜肌构成腘窝的上内侧界。

（3）股二头肌　位于股后部外侧，观察其长头和短头分别起自坐骨结节和股骨粗线外侧唇，追踪其止点至腓骨头。观察股二头肌构成腘窝的上外侧界，腓肠肌的内侧头和外侧头构成腘窝的下内侧界和下外侧界。

2. 血管

（1）臀上动、静脉　观察其从梨状肌上孔穿出，其浅支进入臀大肌。追踪其深支走行于臀中肌和臀小肌之间。

（2）臀下动、静脉　观察其从梨状肌下孔穿出，追踪其远端进入臀大肌处。

（3）阴部内动、静脉　走行隐蔽，从梨状肌下孔内侧部穿出后绕过坐骨棘和骶棘韧带，进入坐骨小孔。

（4）腘动、静脉　在腘窝胫神经的深面，剪开血管筋膜鞘，暴露并分离腘动、静脉，寻找和辨认腘动脉的分支。向两侧牵开腘动、静脉以及胫神经，观察腘窝的底，自上而下由股骨的腘平面、膝关节囊及腘肌构成。

3. 神经

（1）臀上神经　与臀上动、静脉伴行。

（2）臀下神经　与臀下动、静脉伴行。

（3）阴部神经　与阴部内动、静脉伴行。

（4）坐骨神经　一般从梨状肌下孔的外侧部穿出。观察坐骨神经与梨状肌的关系，进一步观察梨状肌下孔穿出的结构，由内向外依次为：阴部神经，阴部内动、静脉，臀下动、静脉，臀下神经，股后皮神经，坐骨神经等。向远侧追踪、修净坐骨神经及其终支胫神经和腓总神经，观察这两根神经在腘窝的位置和分支。

三、实验报告

人体解剖学实验报告（三）

实验组别 　　　　　　 成绩 　　　　　　 填表人 　　　　　　 日期

臀区、股后区和腘窝解剖		解剖完成情况			
		符合要求	未彻底	结构损坏	发现变异
臀区	1. 臀上、中、下皮神经				
	2. 臀大、中、小肌的解剖				
	3. 穿梨状肌上孔的结构：臀上神经				
	臀上血管				
	4. 穿梨状肌下孔的结构：坐骨神经				
	股后皮神经				
	臀下神经				
	臀下血管				
	阴部内血管				
	阴部神经				
	5. 穿坐骨小孔的结构：阴部内血管				
	阴部神经				
	闭孔内肌腱				
股后区	6. 股后区肌肉：半腱肌				
	半膜肌				
	股二头肌				
腘窝	7. 胫神经和腓总神经				
	8. 腘静脉及小隐静脉				
	9. 腘动脉及其分支				

未达到实验要求的原因分析：

发现结构变异的描述：

注：每次课结束后，实验组之间进行相互评价，在相应的栏目打"√"。

填图（三）

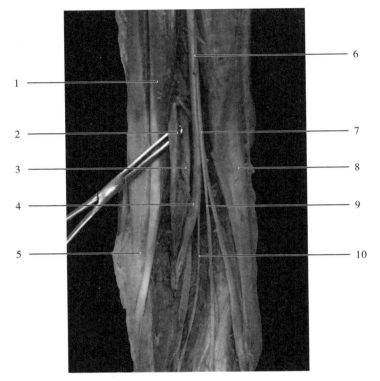

腘窝

1 _____   2 _____   3 _____

4 _____   5 _____   6 _____

7 _____   8 _____   9 _____

10 _____

第四节 小腿及足的解剖

一、教学目标

1. 掌握小腿前外侧区及足背的浅层结构；大隐静脉的行程及其伴行的隐神经；熟悉小腿前群肌及外侧群肌的组成。

2. 掌握小腿前区胫前动脉和腓深神经的行程；掌握足背动脉的行程、分支分布范围及体表定位。

3. 掌握腓总神经及其分支(腓浅神经和腓深神经)的行程和支配情况。

4. 小腿后区及足底：熟悉小隐静脉的行程及伴行的皮神经(腓肠神经)；熟悉小腿

后区的肌肉层次及深、浅肌群之间走行的血管神经束。

5. 掌握踝管的局部位置及通过的结构；了解足底肌的组成及足底神经血管的分布。

二、操作指导

解剖小腿后面及足底(足底可不解剖)

(一)下肢皮肤切口

尸体俯卧，垫高踝部，使足底向上。

1. 纵行切口

(1)在小腿后面正中线，从腘窝下缘至踝部做一纵切口。

(2)在足底正中线，从足跟至中趾末端做一纵切口。

2. 横行切口

(1)在内、外踝之间做一横切口。

(2)从第1跖骨头横切至第5跖骨头。

将小腿后部的皮肤翻向两侧。足底皮肤较厚，难以翻起，可以分片切除。

(二)解剖浅层结构

1. 浅静脉

寻找小隐静脉，从已经找到的小隐静脉上段向下追踪，将小隐静脉从小腿后面中线的浅筋膜内剖出，向下追踪至其在外踝后面从足背静脉弓外侧端起始处。

2. 皮神经

腓肠神经与小隐静脉伴行。在小腿后下部的浅筋膜中找到该神经，向上追踪可见其由腓肠内侧皮神经和腓肠外侧皮神经汇合而成，修净腓肠神经。观察其由腓肠内侧皮神经和腓肠外侧皮神经汇合而成，向上追踪腓肠内侧皮神经和腓肠外侧皮神经至腘窝下界。观察腓肠内侧皮神经与小隐静脉伴行。

(三)解剖深层结构

1. 骨骼肌

1)小腿后群肌

(1)浅层　3块，腓肠肌及其深面的跖肌和比目鱼肌。去除腓肠肌表面的深筋膜。用手指插入腓肠肌内、外侧头深面，将其与深面的跖肌和比目鱼肌钝性分离。横断腓肠肌外侧头，观察其深面的跖肌，横断腓肠肌内侧头，将腓肠肌向下翻，暴露比目鱼肌，观察比目鱼肌上部的比目鱼肌腱弓。

(2)深层　4块，腘肌、趾长屈肌、胫骨后肌和跛长屈肌。切断比目鱼肌在胫骨上的内侧起点，将比目鱼肌翻向外侧。切除比目鱼肌深面的筋膜隔。观察腘肌位于小腿上端后面并参与构成腘窝的底。辨认其下方3条纵行肌，从内向外依次为趾长屈肌、胫骨后肌和踇长屈肌。在小腿下部，沿肌腱向上分离这3条纵行肌。

2）足底肌

（1）浅层　横断足底腱膜，翻向远侧，暴露其深面的趾短屈肌。辨认分别位于趾短屈肌内侧和外侧的踇展肌和小趾展肌。

（2）中层　横断趾短屈肌，向远侧翻起，观察位于其深面的趾长屈肌腱及4条蚓状肌、踇长屈肌腱和足底方肌。将踇展肌和小趾展肌横断并向远侧翻起，观察分别位于此二肌深面的胫骨后肌腱和腓骨长肌腱，修净。

（3）深层　在跟结节前方横断趾长屈肌腱和踇长屈肌腱，翻向远侧。观察深面的踇短屈肌、踇收肌和小趾短屈肌。切断踇收肌横头和斜头的起点，翻向远侧，辨认其深面的骨间足底肌和骨间背侧肌。

2.　血管

（1）胫后动脉　向外侧翻起比目鱼肌，找到胫后动脉，观察其起于腘肌下缘，是腘动脉向下的直接延续。沿小腿后部中线向下追踪至内踝的屈肌支持带深面。

（2）腓动脉　在胫后动脉起点下方寻找腓动脉，观察其走行于踇长屈肌的深面，沿腓骨内侧缘向下，追踪至腓骨肌支持带。

（3）足底内侧动脉　在足底方肌内侧与踇展肌之间找到该动脉。

（4）足底外侧动脉　在足底方肌外侧与小趾展肌之间找到该动脉。其远端进入踇收肌深面与足背动脉的足底深支吻合形成足底弓。

3.　神经

（1）胫神经　在比目鱼肌腱弓的深面，沿正中线向下，与胫后动脉伴行，追踪至内踝。

（2）足底内侧神经　与足底内侧动脉伴行。

（3）足底外侧神经　与足底外侧动脉伴行。

（四）解剖局部结构

屈肌支持带和踝管：屈肌支持带张于内踝与跟骨之间，由深筋膜增厚形成。踝管介于屈肌支持带深面与跟骨内侧面之间。纵行切开屈肌支持带，向两侧翻起，暴露踝管。观察由屈肌支持带向跟骨发出的纤维隔，纤维隔将踝管分为4个骨性纤维管，从前向后检查各管通过的结构依次为：胫骨后肌腱，趾长屈肌腱，胫后动、静脉和胫神经，踇长屈肌腱。

解剖小腿前面和足背

（一）下肢皮肤切口（图1-1）（尸体仰卧位）

1.　纵行切口

从踝部中点沿足背中线切至第3趾末端。

2.　横行切口

做两个切口，分别从内踝切至外踝，从踇趾根部切至小趾外侧。

将小腿前面皮肤由内向外翻起,将足背皮肤翻向两侧。

(二)解剖浅层结构

在足背浅筋膜中寻找足背静脉弓和足背皮神经。

(三)解剖深层结构

1．韧带

去除浅筋膜,辨认由深筋膜增厚形成的韧带:伸肌上、下支持带和腓骨肌上、下支持带。保留韧带,修除小腿前面和足背的深筋膜。

2．骨骼肌

(1)小腿前群肌 用剪刀分离小腿前方下部的各肌和肌腱,由内向外依次为:胫骨前肌、踇长伸肌和趾长伸肌。检查是否存在第3腓骨肌。

(2)小腿外侧群肌 在小腿下部钝性分离腓骨长、短肌腱,观察腓骨短肌位于腓骨长肌深面。向下追踪腓骨短肌腱至第5跖骨粗隆;追踪腓骨长肌腱至足底。

(3)足背肌 在趾长伸肌腱的深面找出薄片状的踇短伸肌和趾短伸肌。

3．血管

在小腿上段胫骨前肌和趾长伸肌之间找到胫前动脉,观察其沿骨间膜前面下行,向下追踪可见其行于胫骨前肌与踇长伸肌之间。再向下经踇长伸肌腱和趾长伸肌腱之间入足背,称足背动脉。

4．神经

(1)腓浅神经 沿腓骨长、短肌之间下行。

(2)腓深神经 与胫前动脉及足背动脉伴行。

三、实验报告

人体解剖学实验报告（四）

实验组别   成绩   填表人   日期

小腿及足的解剖		解剖完成情况			
		符合要求	未彻底	结构损坏	发现变异
小腿后区	1. 小隐静脉及腓肠神经				
	2. 小腿后群肌解剖				
	3. 胫后动脉及其分支腓动脉				
	4. 胫神经				
踝管	5. 胫骨后肌腱				
	6. 趾长屈肌腱				
	7. 胫后动、静脉				
	8. 胫神经				
	9. 姆长屈肌腱				
小腿前外侧区	10. 腓浅神经				
	11. 大隐静脉及隐神经				
	12. 小腿前群肌				
	13. 胫前血管及腓深神经				
	14. 小腿外侧群肌				
	15. 腓浅神经和腓深神经起始处				
足背	16. 足背静脉弓				
	17. 足背动脉				

未达到实验要求的原因分析：

发现结构变异的描述：

注：每次课结束后，实验组之间进行相互评价，在相应的栏目打"√"。

填图（四）

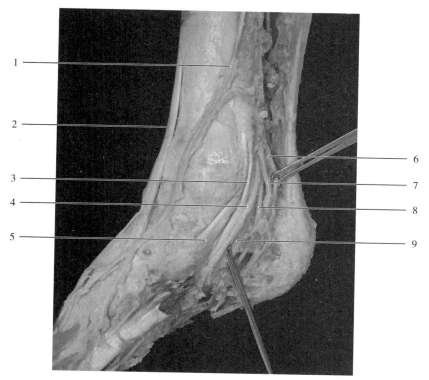

踝管

1 _____ 2 _____ 3 _____
4 _____ 5 _____ 6 _____
7 _____ 8 _____ 9 _____

下肢习题

一、填空

1. 大隐静脉位于内踝_____方，股骨内侧髁_____方。

2. 大隐静脉起自_____，经_____沿小腿内侧上行，经_____至大腿内侧，最后在耻骨结节_____3~4 cm 处穿_____汇入股静脉。

3. 小隐静脉起于_____，注入_____，在小腿后面与之伴行的神经有_____神经和_____神经。

4. 闭孔神经分前、后两支，骑跨短收肌，前支行于短收肌浅面，分支支配_____、_____、_____和_____关节；后支行于短收肌的深面，分支支配_____、_____。

5. 大隐静脉在穿隐静脉裂孔前的属支有 ＿＿＿＿＿＿＿＿、＿＿＿＿＿＿＿＿、＿＿＿＿＿＿＿＿、＿＿＿＿＿＿＿＿、＿＿＿＿＿＿＿＿；与深静脉之间的交通支以＿＿＿＿＿＿＿＿、＿＿＿＿＿＿＿＿为最多；大隐静脉在＿＿＿＿＿＿＿＿的一段位置表浅，常在此进行静脉穿刺或切开。

6. 坐骨神经的表面投影为＿＿＿＿＿＿＿＿＿＿＿＿、＿＿＿＿＿＿＿＿＿、＿＿＿＿＿＿＿＿＿三点的连线。

7. 足内翻肌是 ＿＿＿＿＿＿＿、＿＿＿＿＿＿＿；足外翻肌是 ＿＿＿＿＿＿＿、＿＿＿＿＿＿＿。

8. 腹股沟浅淋巴结收纳＿＿＿＿＿＿＿、＿＿＿＿＿＿＿、＿＿＿＿＿＿＿及＿＿＿＿＿＿＿ 等处的浅淋巴。

9. 收肌管位于 ＿＿＿＿＿＿＿＿。其前内侧壁为 ＿＿＿＿＿＿＿，前外侧壁为＿＿＿＿＿＿＿，后壁为＿＿＿＿＿＿＿。管内结构由前向后有＿＿＿＿＿＿＿、＿＿＿＿＿＿＿、＿＿＿＿＿＿＿。

10. 膝关节动脉网由腘动脉的关节支(＿＿＿＿＿＿＿、＿＿＿＿＿＿＿、＿＿＿＿＿＿＿＿、＿＿＿＿＿＿＿)、＿＿＿＿＿＿＿及＿＿＿＿＿＿＿、＿＿＿＿＿＿＿等彼此吻合形成。

11. 踝前区表面可见轮廓清楚的肌腱，由外至内分别为 ＿＿＿＿＿＿＿、＿＿＿＿＿＿＿及＿＿＿＿＿＿＿。前两者之间可扪及搏动的＿＿＿＿＿＿＿。

12. 腘窝呈菱形，有顶、底及四壁。其上内侧壁为＿＿＿＿＿＿＿，上外侧壁为＿＿＿＿＿＿＿，下内侧壁为＿＿＿＿＿＿＿，下外侧壁为＿＿＿＿＿＿＿；窝顶为＿＿＿＿＿＿＿；窝底为＿＿＿＿＿＿＿、＿＿＿＿＿＿＿和＿＿＿＿＿＿＿。

13. 梨状肌将坐骨大孔分为＿＿＿＿＿＿＿及＿＿＿＿＿＿＿，内有神经、血管出入。

14. 穿行梨状肌上孔的结构由外侧至内侧依次为＿＿＿＿＿＿＿，＿＿＿＿＿＿＿及＿＿＿＿＿＿＿。

15. 股三角是由＿＿＿＿＿＿＿、＿＿＿＿＿＿＿及＿＿＿＿＿＿＿围成。

16. 腹前壁下半部有两条较大的浅动脉，即＿＿＿＿＿＿＿和＿＿＿＿＿＿＿。

17. 阔筋膜在股外侧的纵行纤维显著增厚，称为＿＿＿＿＿＿＿；阔筋膜在耻骨结节外下方形成的卵圆形薄弱区称为＿＿＿＿＿＿＿(＿＿＿＿＿＿＿)，其表面覆盖＿＿＿＿＿＿＿。

18. 股深动脉在腹股沟韧带下方＿＿＿＿＿＿＿cm 处由股动脉发出。在该动脉起始处发出＿＿＿＿＿＿＿和＿＿＿＿＿＿＿动脉，行程中向深面发出 3 ~ 4 支＿＿＿＿＿＿＿动脉。

19. 腓总神经绕行＿＿＿＿＿＿＿位置表浅；坐骨神经在＿＿＿＿＿＿＿下缘与＿＿＿＿＿＿＿外侧缘的夹角处，位置较浅。

二、名词解释

1. 腘窝

2. 分裂韧带

3. 踝管

4. Nelaton 线

5. Kaplan 点

6. 颈干角

7. 隐静脉裂孔

8. 股鞘

9. 股管

10. 股环

11. 收肌管

12. 足弓

13. 内侧纵弓

14. 横弓

第二章　上　肢

第一节　胸前区及腋区解剖 I

一、教学目标

1. 掌握胸前壁的层次解剖和胸肌间隙的位置。
2. 熟悉胸壁浅层的神经、血管分布。
3. 掌握锁胸筋膜的位置及穿行结构。
4. 掌握乳房的局部位置及形态特征。

二、操作指导

（一）皮肤切口（图 2-1）

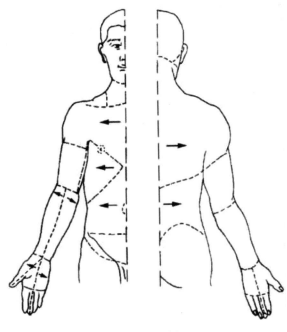

图 2-1　皮肤切口

1. 纵行切口

(1)从胸骨颈静脉切迹沿胸部正中线向下切至剑突根部。

(2)从腋前襞沿臂内侧纵行向下切至中、上 1/3 交界处。

2. 横行切口

(1)从颈静脉切迹沿锁骨上缘向外横切至肩峰。

(2)在臂中、上 1/3 处做一横切口。

3. 斜行切口

(1)从剑突根部,沿肋弓向外下方切至腋中线。

(2)从剑突根部,向外上方跨越乳头(男性尸体绕乳晕周围做小圆形切口)或乳房(女性尸体则沿乳房周围做大圆形切口)切至腋前襞。

将胸部皮肤向外侧翻至腋中线,保留乳头,保留乳晕或乳房的皮肤。

(二)解剖浅层结构

1. 皮神经

(1)锁骨上神经　为颈丛的分支,分成数支跨越锁骨分布于锁骨下方和肩峰等处的皮肤。

(2)肋间神经前皮支　沿胸骨旁线纵向切开胸部浅筋膜,向外侧翻开,可见第 2~7 肋间神经前皮支从近胸骨缘处穿出,行向外侧;常与胸廓内动、静脉的穿支伴行。

(3)肋间神经外侧皮支　在腋前线和腋中线之间纵向切开胸部浅筋膜,向内侧翻开,可见第 3~9 肋间神经外侧皮支从腋前线附近穿出后分为前、后两支,分别行向前、后方。

(4)肋间臂神经　即第 2 肋间神经的外侧皮支。在第 2 肋间隙的腋前线附近寻找该神经,可见该神经较粗大,向外追踪,观察其经腋窝皮下至臂上份内侧。

2. 浅血管

(1)胸廓内动、静脉的穿支　与肋间神经前皮支伴行。

(2)肋间动、静脉的分支　与肋间神经外侧皮支伴行。

(3)胸腹壁静脉　分布于腋前线附近的浅筋膜中。

(4)头静脉　剪除三角肌胸大肌间沟上的深筋膜,分离出头静脉末段,向近侧追踪至其穿深筋膜处。

(三)解剖深层结构

剔除浅筋膜和深筋膜,暴露胸大肌。

1. 骨骼肌

(1)胸大肌　用手指插入胸大肌上、下缘钝性分离,距胸大肌起点 2 cm 处弧形切开胸大肌,翻向外上方,贴近胸大肌切断其深面进出的血管和神经,将胸大肌翻至肱骨大结节嵴,暴露其深面的胸小肌。

（2）胸小肌　切断胸小肌起点，将胸小肌翻向外侧，打开腋窝前壁，解剖并观察腋窝内的结构。

（3）前锯肌　观察前锯肌起于上 9 肋外面，思考其作用。

（4）锁骨下肌　位于锁骨下方与第 1 肋之间。

2. 神经

（1）胸外侧神经　起自臂丛外侧束，穿锁胸筋膜进入胸大肌。

（2）胸内侧神经　起自臂丛内侧束，穿经胸小肌，进入胸大肌，分布于胸小肌和胸大肌。

3. 血管

（1）胸外侧动脉　起自腋动脉第 2 段，在胸小肌外下缘下方寻找该动脉，向远侧追踪至前锯肌。

（2）胸肩峰动脉　是腋动脉第 1 段或第 2 段的分支，观察其穿出锁胸筋膜，辨别其锁骨支、胸肌支和肩峰支等分支。

（3）胸上动脉　是腋动脉第 1 段的分支，观察其走行，分布于第 1、2 肋间隙附近的前锯肌、肋间肌等。

（四）解剖局部结构

锁胸筋膜，为张于胸小肌上缘与锁骨、喙突之间的深筋膜。掀开胸大肌即可见到，观察穿经该筋膜的结构有胸外侧神经、胸肩峰动脉和头静脉。

三、实验报告

人体解剖学实验报告（五）

实验组别　　　　　成绩　　　　　　填表人　　　　　日期

胸前区及腋区解剖Ⅰ	解剖完成情况			
	符合要求	未彻底	结构损坏	发现变异
1. 皮神经：锁骨上神经				
肋间神经前皮支				
肋间神经外侧皮支				
肋间臂神经				
2. 浅静脉：头静脉				
胸腹壁静脉				
3. 胸前壁肌：胸大肌				
胸小肌				
前锯肌				
锁骨下肌				
4. 是否解剖并观察到：锁胸筋膜				
胸肩峰动脉				
5. 深部神经：胸外侧神经				
胸内侧神经				
未达到实验要求的原因分析：				
发现结构变异的描述：				

注：每次课结束后，实验组之间进行相互评价，在相应的栏目打"√"。

填图（五）

1 _____
2 _____
3 _____
4 _____
5 _____
6 _____
7 _____
8 _____
9 _____

腋窝

第二节　腋区解剖 II

一、教学目标

1. 熟悉腋腔的境界。

2. 掌握腋鞘包含的内容，熟悉腋鞘内结构的排列关系。

3. 掌握腋动脉的主要分支及分布。

4. 熟悉臂丛的 3 个束与腋动脉的位置关系以及由臂丛的 3 个束所发出的神经。

5. 掌握腋淋巴结的分群、位置及乳房的淋巴回流途径。

二、操作指导

（一）皮肤切口（图 2 - 1）

用线绳牵拉尸体臂部，将其固定于外展位，便于解剖。

1. 纵行切口

在臂内侧，从腋前襞向下沿肱前线切至肘上部。

2. 横行切口

在肘上部做一横切口。

将腋区皮肤连同臂部的皮肤翻向外侧。剔除浅筋膜，显露深（腋）筋膜。切断胸小肌起点，与胸大肌一起翻向外上方。

（二）解剖深层结构

1. 骨骼肌

（1）喙肱肌　修净喙肱肌起点，观察肌皮神经穿过喙肱肌。

（2）肱二头肌　查看肱二头肌短头起于肩胛骨喙突。

2. 血管

（1）腋静脉及其属支　摘除沿腋静脉排列的外侧淋巴结，剪开腋鞘，暴露并修净腋静脉、腋动脉和臂丛。观察并剪除腋静脉的属支。

（2）腋动脉及其分支　清理腋动脉，以胸小肌为标志观察腋动脉分成3段，辨认其6个分支。其中胸肩峰动脉、胸外侧动脉和胸上动脉已经在上次课找出，还有以下3个分支：

① 肩胛下动脉：发自腋动脉第3段，在腋窝后壁肩胛下肌和大圆肌表面寻找该动脉，观察其分支旋肩胛动脉进入三边孔至冈下窝。肩胛下动脉主干向下延续为胸背动脉，分布于背阔肌和前锯肌的中下部。

② 旋肱后动脉：与腋神经伴行入四边孔，绕肱骨外科颈内面和后面，分布于三角肌和肩关节。

③ 旋肱前动脉：较细，起自腋动脉第3段，经喙肱肌深面从前方绕肱骨外科颈，分布于肱二头肌长头和肩关节。

3. 神经

（1）臂丛及其分支　在腋动脉周围辨认臂丛的股和束，观察臂丛3个束（内侧束、外侧束和后束）与腋动脉的关系，并追踪各束的分支。

（2）胸长神经　在前锯肌表面腋中线稍后方寻找该神经。

（3）胸背神经　起于后束，与肩胛下动脉和胸背动脉伴行，追踪至进入背阔肌处。

（4）肩胛下神经　起于后束，一般分为上、下2支。上支在腋窝后壁的上部进入肩胛下肌，下支经肩胛下动脉后方进入大圆肌。

4. 腋淋巴结

（1）前群　沿胸外侧动脉寻找。

（2）外侧群　沿腋静脉寻找。

（3）中央群　在腋窝底部中央的结缔组织中寻找。

（4）后群　沿肩胛下动脉寻找。

（5）腋尖群　在腋窝尖寻找。

（三）解剖局部结构

1. 三边孔

清理腋窝后壁的深筋膜。观察肩胛下肌和背阔肌的肌纤维走行方向。用手指沿两肌间的裂隙钝性分离。辨认裂隙内侧部与肱三头肌长头围成的三边孔，观察肩胛下动脉的分支旋肩胛动脉和旋肩胛静脉通过该孔。

2. 四边孔

在三边孔的外侧找到四边孔，观察其构成。找到由臂丛后束发出的腋神经、腋动脉发出的旋肱后动、静脉，观察其伴行通过四边孔。

三、实验报告

人体解剖学实验报告（六）

实验组别　　　　　　　　成绩　　　　　　　　填表人　　　　　　　　日期

腋区解剖Ⅱ	解剖完成情况			
	符合要求	未彻底	结构损坏	发现变异
1. 腋动脉分支：胸上动脉				
胸肩峰动脉				
胸外侧动脉				
肩胛下动脉				
旋肱后动脉				
旋肱前动脉				
2. 腋淋巴结分群：外侧群、前群、后群、中央群、腋尖群				
3. 喙肱肌和肱二头肌短头				
4. 三边孔及旋肩胛动脉				
5. 四边孔及腋神经、旋肱后动脉				
6. 臂丛的3个束				
7. 胸长神经				
8. 胸背神经				
9. 肩胛下神经				

未达到实验要求的原因分析：

发现结构变异的描述：

注：每次课结束后，实验组之间进行相互评价，在相应的栏目打"√"

填图(六)

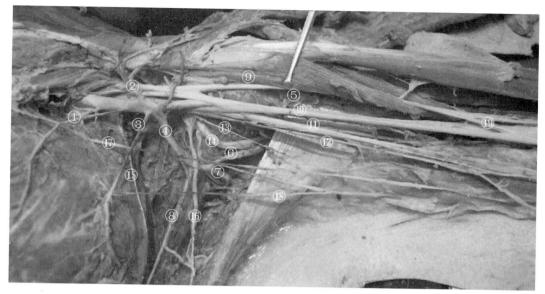

腋窝结构(旋肱后动脉、肋间臂神经、肌皮神经变异)

1 _____	2 _____	3 _____
4 _____	5 _____	6 _____
7 _____	8 _____	9 _____
10 _____	11 _____	12 _____
13 _____	14 _____	15 _____
16 _____	17 _____	18 _____
19 _____		

第三节 臂前区、肘窝、前臂前区解剖

一、教学目标

1. 掌握头静脉、贵要静脉及肘正中静脉的位置及注入部位。

2. 了解臂前区的深筋膜、肌间隔、骨筋膜鞘;掌握臂前区和前臂前区肌群的层次及神经支配。

3. 掌握臂前区和前臂前区的血管(肱动、静脉,尺侧上、下副动脉,肱深动脉)和神经(正中神经、肌皮神经、桡神经、臂内侧皮神经、尺神经)的局部位置。

4. 掌握肘窝的境界及结构排列;了解肱动脉的变异及肘关节动脉网的组成。

5. 掌握前臂前区血管神经束的行程以及正中神经的体表投影;掌握前臂屈肌后间

隙的境界和连通。

二、操作指导

(一)皮肤切口(图2-1)

1. 横行切口

沿腕横纹横行切开皮肤。

2. 纵行切口

沿前臂正中线从肘窝向下切至腕横纹,将前臂皮肤向两侧翻开。

(二)解剖浅层结构

1. 浅静脉

(1)贵要静脉　在肱二头肌内侧沟中找到该静脉,观察其在臂内侧中点稍下方穿入深筋膜。向下追踪至前臂,修净。

(2)肘正中静脉　向下追踪头静脉至前臂,修净。在肘窝前面找到连接头静脉和贵要静脉的吻合支,即肘正中静脉。

(3)前臂正中静脉　沿前臂中线寻找是否存在该静脉。

2. 皮神经

(1)臂外侧皮神经　寻找臂外侧上、下皮神经。

① 臂外侧上皮神经:腋神经皮支,在三角肌后缘穿出深筋膜,分布于臂上外侧部皮肤。

② 臂外侧下皮神经:桡神经皮支,在三角肌止点下方穿出深筋膜,分布于臂下外侧部皮肤。

(2)臂内侧皮神经　在腋窝内找到该神经,该神经在臂内侧上份穿深筋膜浅出,分布于臂下内侧部皮肤。

(3)前臂内侧皮神经　在腋窝内找到该神经,向下追踪,修净。该神经在臂内侧中、下1/3处穿深筋膜浅出,向下与贵要静脉伴行,分布于前臂内侧面皮肤。

(4)前臂外侧皮神经　在前臂找出与头静脉伴行的前臂外侧皮神经,向上追踪至肘部,可见其在肱二头肌腱外侧穿深筋膜浅出,分布于前臂外侧面皮肤。

(三)解剖深层结构

1. 骨骼肌

(1)臂前群肌　修除臂部浅筋膜和深筋膜。用手指钝性分离喙肱肌、肱二头肌和肱肌。注意观察肌皮神经穿入喙肱肌。在肘窝前面观察肱二头肌腱和腱膜。

(2)前臂前群肌　修除前臂筋膜。找到肱骨内、外上髁。观察起点附着于肱骨外上髁的肱桡肌、起点附着于肱骨内上髁的旋前圆肌、桡侧腕屈肌、掌长肌、指浅屈肌和尺侧腕屈肌,向下修除各肌表面的深筋膜,用手指钝性分离。在腕部辨认指浅屈肌和指深屈肌,用手指向上钝性分离,将指浅屈肌牵开,可见其深面有桡侧的拇长屈肌与尺侧的指深屈肌并行。在腕部上方分开拇长屈肌和指深屈肌,观察旋前方肌。

2. 动脉

(1)肱动脉及其分支 修净肱动脉的肌支和肱深动脉,以及尺侧上、下副动脉。

(2)桡动脉 向外牵开肱桡肌,可见肱桡肌与桡侧腕屈肌之间的桡动脉、桡静脉和桡神经浅支伴行。向下追踪桡动脉至腕部。

(3)尺动脉 向内牵开尺侧腕屈肌,可见尺侧腕屈肌与指深屈肌之间的尺动脉、尺静脉和尺神经伴行。向下追踪,观察尺动脉在腕部经腕横韧带浅面入手掌。

(4)骨间总动脉 修净尺动脉,寻找尺动脉发出的骨间总动脉和骨间总动脉发出的骨间前、后动脉。骨间前动脉走行在指深屈肌和拇长屈肌之间,有骨间前神经伴行。

3. 神经

(1)正中神经 在腋窝找到正中神经,观察其由臂丛的内侧束和外侧束各发出一个分支合并而成。向下沿肱二头肌内侧沟清理至肘窝,观察其与肱动脉的伴行关系。在肘窝附近寻找正中神经发出的骨间前神经。正中神经穿旋前圆肌浅、深两头之间至前臂,行于指浅屈肌深面,向下追踪至腕部,观察在前臂有一细小的正中动脉与正中神经伴行。

(2)尺神经 在腋窝找到尺神经,向下追踪,观察其在臂部与尺侧上副动脉伴行,继而穿臂内侧肌间隔向后,经尺神经沟,向下穿尺侧腕屈肌起始部至前臂尺侧腕屈肌和指深屈肌之间与尺动脉伴行。在前臂中、下 1/3 交界处,寻找尺神经发出的手背支。

(3)桡神经 在肘窝外侧,肱肌与肱桡肌之间寻找桡神经,向下追踪观察其分为深、浅 2 支。浅支位于外侧,与桡动脉伴行,沿肱桡肌深面下行,转至手背。

(4)肌皮神经 在腋窝找到肌皮神经,观察其向外下斜穿喙肱肌,沿肱二头肌与肱肌之间下行,在肱二头肌腱外侧缘处浅出,向下延续为前臂外侧皮神经。

(四)解剖局部结构

1. 肘窝

确认肘窝境界,切断肱二头肌腱膜向上翻起,观察肘窝主要结构,从外侧向内侧有肱二头肌腱、肱动脉及其分支和正中神经。窝内充填以脂肪组织和淋巴结。

2. 前臂间隙

又称屈肌后间隙,在拇长屈肌和指深屈肌深面,旋前方肌浅面找到该间隙,为疏松结缔组织所充填。用镊子向远侧探查其交通。

3. 腕前结构

前臂经腕前通向手掌的结构众多,自尺侧向桡侧排列为:尺侧腕屈肌、尺神经、尺动脉、指浅屈肌腱、掌长肌腱、正中神经、桡侧腕屈肌腱、桡动脉和肱桡肌腱。

三、实验报告

人体解剖学实验报告（七）

实验组别　　　　　　　成绩　　　　　　　填表人　　　　　　　日期

臂前区、肘窝、前臂前区解剖	解剖完成情况			
	符合要求	未彻底	结构损坏	发现变异
1. 浅静脉：贵要静脉				
肘正中静脉				
前臂正中静脉				
2. 皮神经：臂外侧上皮神经				
臂外侧下皮神经				
臂内侧皮神经				
前臂外侧皮神经				
前臂内侧皮神经				
3. 臂前群肌				
4. 前臂前群肌				
5. 正中神经和肱动脉的分支				
6. 尺神经				
7. 桡神经				
8. 肌皮神经				
9. 桡动脉、尺动脉、骨间总动脉				
10. 腕部排列的 9 个结构				
未达到实验要求的原因分析：				
发现结构变异的描述：				

注：每次课结束后，实验组之间进行相互评价，在相应的栏目打"√"

填图(七)

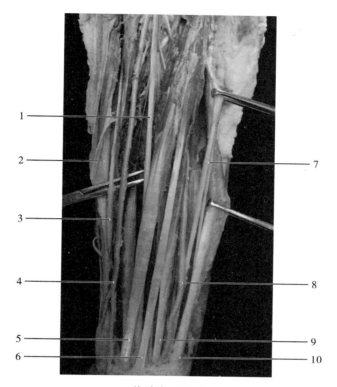

前臂浅层解剖

1 _____ 2 _____ 3 _____

4 _____ 5 _____ 6 _____

7 _____ 8 _____ 9 _____

10 _____

第四节 手掌的解剖

一、教学目标

1. 掌握手掌的层次，各层次有哪些结构。

2. 掌握腕部深筋膜形成的韧带，以及通过腕横韧带浅面和腕管的结构。

3. 掌握掌浅弓的构成、位置和分支，以及正中神经及尺神经浅支的分布。

4. 熟悉手肌的分群、肌群的神经支配及作用；掌握正中神经返支的分布。

5. 熟悉手掌的深筋膜及筋膜间隙（掌中间隙和鱼际间隙）；掌握手掌侧皮肤的特点、指髓间隙的位置、屈指腱鞘的结构特点及其临床意义。

二、操作指导

(一)皮肤切口(图2-1)

1. 横行切口

沿手掌远侧缘横行切开皮肤。

2. 纵行切口

沿手掌正中线,从腕部纵切至中指末节。

3. 斜行切口

从腕横纹中点斜切至拇指末节。

用有齿镊提起各切口边缘,将皮肤翻向两侧。

(二)解剖浅层结构

1. 掌短肌

在小鱼际近侧部的浅筋膜中寻找该肌,观察其横行的肌纤维。

2. 皮神经

在屈肌支持带浅面的筋膜中,寻找正中神经掌皮支和尺神经掌皮支。

(三)解剖局部结构

1. 腕管

修除腕前区的浅筋膜,观察深筋膜形成的腕掌侧韧带和腕横韧带。腕掌侧韧带向远侧与掌腱膜相连,向两侧与腕背侧韧带相连。腕横韧带,即屈肌支持带,位于腕掌侧韧带深面,横架于腕骨沟上方。其深面与腕骨沟围成腕管。切断腕横韧带,打开腕管。观察腕管内有尺侧囊、桡侧囊和正中神经通过。尺侧囊,即屈肌总腱鞘,包绕指浅、指深屈肌腱。桡侧囊,即拇长屈肌腱鞘。在屈肌支持带稍下方,用注射器向腱鞘内注入空气,显示屈肌总腱鞘和拇长屈肌腱鞘的范围。

2. 腕桡侧管

屈肌支持带桡侧段分两层,与舟骨、大多角骨围成腕桡侧管。有桡侧腕屈肌腱及其腱鞘通过。

3. 腕尺侧管

屈肌支持带尺侧段的浅面,与腕掌侧韧带远侧部之间的间隙。内有尺动脉、尺静脉和尺神经通过。

(四)解剖深层结构

1. 掌腱膜和筋膜间隙

去除手掌浅筋膜,暴露白色发亮的掌腱膜。观察掌腱膜呈三角形,三角形的尖向近侧,与掌长肌腱相续。底位于远侧,附着于近节指骨底的两侧。掌腱膜由浅纵、深横两层纤维构成。由掌长肌腱延续而来的4条纵行纤维束,与指纤维鞘相续。观察相邻纵行纤维束之间的指蹼间隙，其内有至手指的血管、神经和蚓状肌腱通过。深层的横行纤维束，从三角形的两侧边向掌心深部发出内、外侧肌间隔，并且由外侧肌间隔发出掌中隔。切断肌间隔，用镊子探查3个肌间隔之间形成的2个间隙：

①鱼际间隙，位于拇收肌浅面，食指屈肌腱和第一蚓状肌深面。内侧为掌中隔，外侧为掌外侧肌间隔。

②掌中间隙，位于指深屈肌腱和蚓状肌深面，骨间掌侧筋膜浅面。探查掌中间隙向上经腕管通前臂屈肌后间隙。

2. 骨骼肌

（1）大鱼际肌　4块。去除大鱼际筋膜，暴露位于浅层的拇短展肌和拇短屈肌。钝性分离浅层肌，观察其深面的拇对掌肌和拇收肌。

（2）小鱼际肌　3块。去除小鱼际筋膜，暴露位于浅层的小指展肌和小指短屈肌。钝性分离浅层肌，观察其深面的小指对掌肌。

（3）中间群　11块。4块蚓状肌附着于指深屈肌腱。在腕上方不同平面横断指浅、指深屈肌腱，向远侧翻起。观察在掌骨之间有3块骨间掌侧肌和4块骨间背侧肌。

3. 动脉

（1）掌浅弓　切断掌长肌腱，将掌腱膜翻向远侧，暴露掌浅弓。观察掌浅弓一般由尺动脉终支和桡动脉掌浅支吻合而成，但其组成变异较多。修净掌浅弓，观察由掌浅弓发出的1条小指掌侧固有动脉和3条指掌侧总动脉。每支指掌侧总动脉在掌指关节处，又分为2条指掌侧固有动脉至第2~5指的相对缘。

（2）掌深弓　由桡动脉终支和尺动脉掌深支吻合而成，与尺神经深支伴行。切断指浅、深屈肌腱，翻向远侧，切断拇收肌在头状骨和第3掌骨的起点，将拇收肌翻起，暴露掌深弓。修净掌深弓，观察其发出的3条掌心动脉。

4. 神经

（1）正中神经　在屈肌支持带的深面找到正中神经，向远侧追踪。观察正中神经在拇短屈肌下缘发出返支，向外上方穿入拇短展肌深面。追踪正中神经在手掌位于掌浅弓深面，指浅屈肌腱浅面，发出3支指掌侧总神经。每支指掌侧总神经至掌指关节处，又分为2支指掌侧固有神经。

（2）尺神经　在腕尺侧管找到尺神经，向远侧追踪。观察尺神经浅支发出的指掌侧总神经和指掌侧固有神经。在掌深弓附近，找到与其伴行的尺神经深支。观察其发出的肌支分布范围。

三、实验报告

人体解剖学实验报告（八）

实验组别   成绩   填表人   日期

手掌的解剖		解剖完成情况			
		符合要求	未彻底	结构损坏	发现变异
鱼际	1. 拇短展肌				
	2. 拇短屈肌				
	3. 拇对掌肌				
	4. 拇收肌				
小鱼际	5. 小指展肌				
	6. 小指短屈肌				
	7. 小指对掌肌				
神经血管	8. 掌浅弓及其分支				
	9. 掌深弓				
	10. 正中神经掌浅支				
	11. 正中神经返支				
	12. 尺神经掌浅支				
	13. 尺神经掌深支				
腕管	14. 屈肌支持带是否打开				
	15. 屈指肌腱及正中神经				
其他	16. 掌腱膜				
	17. 蚓状肌				
未达到实验要求的原因分析：					
发现结构变异的描述：					

注：每次课结束后，实验组之间进行相互评价，在相应的栏目打"√"。

填图（八）

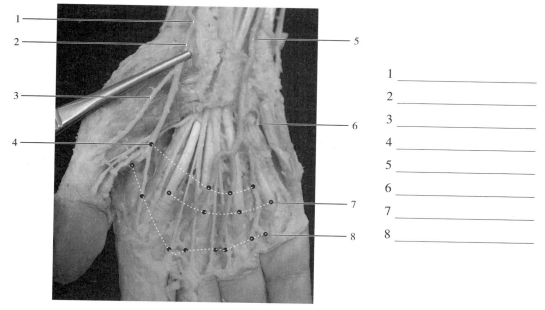

变异的掌浅弓

1 _____

2 _____

3 _____

4 _____

5 _____

6 _____

7 _____

8 _____

第五节　项背、肩胛区解剖

一、教学目标

1. 了解背部的境界；熟悉背部的骨性标志：第 7 颈椎棘突、枕外隆凸、肩胛冈、肩胛下角、肩峰、髂嵴。

2. 熟悉背肌的层次及胸腰筋膜的结构特征；掌握听诊三角的位置；了解皮神经在背部的节段性分布；熟悉副神经进入斜方肌的局部位置。

3. 熟悉肩带肌的组成及位置；掌握肌腱袖的构成和临床意义。

4. 掌握三边孔和四边孔的构成及其穿行结构。

5. 熟悉肩胛上动脉和肩胛上神经的行程和分布；了解肩关节动脉网的构成。

二、操作指导

（一）皮肤切口（图 2－1）

尸体俯卧，垫高肩部。

1. 横行切口

（1）沿上项线从枕外隆凸横切至乳突。

（2）平肩胛下角从正中线向外横切至腋中线。

（3）沿臂后中、上 1/3 交界横行切开。

2. 纵行切口

（1）沿正中线从枕外隆凸向下切至两髂后上棘连线。

（2）沿颈外侧界自乳突向下切至锁骨。

3. 弧形切口

沿髂嵴弧形向外切至腋中线，将皮肤从后正中线向外翻开。

（二）解剖浅层结构

皮神经：寻找脊神经后支、枕大神经及臀上皮神经。

（1）脊神经后支　在背上部和项部于正中线两侧约 2 cm 处，背下部正中线两侧 3 ~ 4 cm 处的浅筋膜中寻找脊神经后支，找到 2 ~ 3 支即可。

（2）枕大神经　在枕外隆凸外侧约 2.5 cm 处的浅筋膜中寻找枕大神经。该神经与枕动脉伴行。

（3）臀上皮神经　在髂嵴上方距正中线 4 ~ 5 cm 处寻找行向下外的臀上皮神经。

（三）解剖深层结构

1. 骨骼肌

（1）项背部肌　清除斜方肌和背阔肌表面的深筋膜，观察二肌的纤维方向。在背部正中线稍外方，纵行切开斜方肌，翻向外方，直到肩胛冈处。辨认斜方肌深面的头夹肌、颈夹肌和肩胛提肌、菱形肌。观察各肌的纤维方向。沿后正中线两侧切开菱形肌，向外侧翻起，观察其深面的上后锯肌。沿肩胛线向下纵行切断背阔肌，向两侧翻起，观察其内侧半深面的竖脊肌和下后锯肌的纤维方向。

（2）上肢带肌　清除肩胛区浅筋膜，切断斜方肌在肩胛冈附着处，辨认各上肢带肌，包括三角肌、冈上肌、冈下肌、小圆肌和大圆肌。观察各肌的形态、纤维方向和起止点。沿锁骨、肩峰和肩胛冈切断三角肌，向下翻起，观察肩峰下囊。用手指钝性分离小圆肌和大圆肌。观察三边孔和四边孔的境界及其通过的结构。

2. 动脉

（1）肩胛上动脉　将冈上肌从中间切断，翻起，观察深面的肩胛上动脉。找到肩胛切迹上方的肩胛横韧带。肩胛上动脉起自甲状颈干，经肩胛横韧带上方进入冈上窝，与肩胛上神经伴行。

（2）肩胛动脉网　切断冈下肌在冈下窝的附着点，向外侧翻起，观察冈下窝内的动脉网，辨认肩胛上动脉、旋肩胛动脉。在脊柱缘观察有无颈横动脉降支。

3. 神经

（1）肩胛上神经　经肩胛横韧带下方进入冈上窝，与肩胛上动脉伴行。

（2）副神经　在斜方肌深面寻找该神经。

（3）腋神经　伴旋肱后动脉穿经四边孔。

三、实验报告

人体解剖学实验报告（九）

实验组别　　　　　　成绩　　　　　　　填表人　　　　　　日期

项背、肩胛区解剖	解剖完成情况			
	符合要求	未彻底	结构损坏	发现变异
1. 项背部肌：斜方肌				
背阔肌				
肩胛提肌				
菱形肌				
上后锯肌				
下后锯肌				
2. 上肢带肌：三角肌				
冈上肌				
冈下肌				
小圆肌				
大圆肌				
3. 肩胛上动脉				
4. 肩胛上神经				
5. 腋神经				
未达到实验要求的原因分析：				
发现结构变异的描述：				

注：每次课结束后，实验组之间进行相互评价，在相应的栏目打"√"

填图（九）

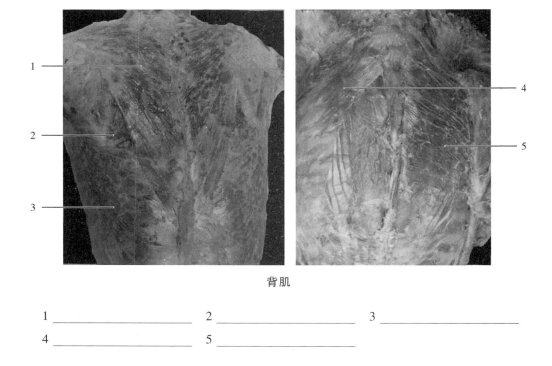

背肌

1 _____ 2 _____ 3 _____
4 _____ 5 _____

第六节　上肢背侧解剖

一、教学目标

1. 掌握臂后部、前臂后部肌肉的名称、起止和作用。

2. 了解腕背侧韧带（伸肌支持带）与伸肌腱的关系。

3. 掌握桡神经和肱深动脉的行径及其与肱骨的关系，掌握肱骨肌管的构成及穿行结构。掌握桡神经主干和分支（浅支和深支）的行程及其毗邻关系。熟悉骨间后神经与骨间后动脉的局部位置关系。

4. 了解前臂背侧皮神经、桡神经浅支和尺神经手背支的局部位置。

5. 了解腕背骨筋膜鞘的组成及通过的结构，熟悉解剖学鼻烟窝的位置。

二、操作指导

（一）皮肤切口（图2-1）

1. 横行切口

（1）沿腕背横行切开皮肤。

（2）沿各指根部横行切开皮肤。

2. 纵行切口

（1）沿手背中线，从腕部纵行切至中指末节。

（2）将臂和前臂后部的皮肤由内侧翻向外侧，将手背和中指的皮肤翻向两侧。

（二）解剖浅层结构

1. 皮神经

（1）臂后皮神经　为桡神经在腋腔中发出的细支，在臂后区中部、大圆肌下缘下方寻找该神经。

（2）前臂后皮神经　由桡神经在桡神经沟分出，在臂后区中、下 1/3 交界处的外侧部浅筋膜中寻找该神经，并追踪至前臂后部。

（3）尺神经手背支　为尺神经在腕上方的分支，在尺侧腕屈肌深面找到尺神经，寻找其在前臂中、下 1/3 交界处发出的手背支，向下追踪，可见其在尺骨头上方穿出深筋膜，向下分布于手背。

（4）桡神经浅支　沿桡动脉向上找到与其伴行的桡神经浅支，该支在前臂中、下 1/3 交界处转向背面，向下至手背易名为桡神经手背支。

2. 手背静脉网

观察手背静脉网，由掌背静脉在手背中部互相吻合而成。向上追踪观察其尺侧与小指的指背静脉合成贵要静脉，桡侧与拇指的指背静脉合成头静脉。

（三）解剖深层结构

1. 骨骼肌

（1）臂后群肌　清除深筋膜，暴露肱三头肌，用手指钝性分离肱三头肌的外侧头和长头，沿桡神经寻找肱骨肌管，将解剖镊插入肱骨肌管，沿解剖镊切开肱三头肌外侧头，暴露桡神经沟及沟内行走的血管神经。

（2）前臂后群肌　纵行切开前臂背侧深筋膜，去除。沿浅层肌的肌腱向上清理各肌，依次辨认指伸肌、小指伸肌、尺侧腕伸肌；再将浅层肌牵拉向两侧，辨认深层肌，即旋后肌、拇长展肌、拇短伸肌、拇长伸肌和示指伸肌。切断指伸肌上端，翻向下。观察旋后肌的起止。

（3）手背腱膜和指背腱膜　清除手背浅筋膜，显露手背腱膜。手背浅筋膜与手背腱膜之间为手背皮下间隙。清除手背腱膜，显露骨间背侧筋膜。手背腱膜与骨间背侧筋膜之间为手背腱膜下间隙。追踪伸指肌腱至手指背面，观察指背腱膜。

（4）骨间背侧肌　去除手背深筋膜，观察骨间背侧肌的起止和神经支配。

2. 动脉

（1）肱深动脉　由肱动脉发出后，与桡神经伴行入桡神经沟。在桡神经沟内找到该动脉，追踪并观察其分支。

（2）骨间后动脉　为骨间总动脉的终支之一，在旋后肌下缘处找到该动脉，观察该动脉伴骨间后神经沿前臂后群浅、深层肌间下降，并与骨间前动脉的分支相吻合。

3. 神经

（1）桡神经　在臂部与肱深动脉伴行。观察其在肱骨外上髁的前面分为深、浅 2 条终支。浅支为皮支，深支较粗大，观察其在桡骨颈外侧穿过旋后肌至前臂后面，并在前臂浅、深伸肌群之间下降达腕关节背面，沿途发出分支分布于前臂伸肌群。

（2）骨间后神经　由桡神经深支穿旋后肌延续而来，在前臂与骨间后动脉伴行。向上追踪骨间后神经至旋后肌下缘处，用剪刀垂直向上剪断旋后肌，观察桡神经深支的走行。

（四）解剖局部结构

1. 腕背侧韧带

去除腕背侧浅筋膜，观察深筋膜增厚形成的伸肌支持带，即腕背侧韧带。纵行切开伸肌支持带参与形成的 6 个骨性纤维管，辨认通过各管的肌腱。

2. 解剖学鼻烟窝

在第 1 掌骨背侧，辨认拇长伸肌腱（尺侧界）、拇短伸肌腱和拇长展肌腱（桡侧界），观察鼻烟窝的境界。找到并追踪其内通过的桡动脉和桡静脉。

三、实验报告

人体解剖学实验报告（十）

实验组别　　　　　　成绩　　　　　　填表人　　　　　　日期

上肢背侧解剖	解剖完成情况			
	符合要求	未彻底	结构损坏	发现变异
1. 肱深动脉				
2. 桡神经				
3. 臂后群肌				
4. 骨间后神经				
5. 骨间后动脉				
6. 前臂后群肌浅层的 5 块肌肉				
7. 旋后肌				
8. 示指伸肌				
9. 解剖学鼻烟窝				
10. 骨间背侧肌				
11. 腕背侧 6 个骨性纤维管内的结构				

未达到实验要求的原因分析：

发现结构变异的描述：

注：每次课结束后，实验组之间进行相互评价，在相应的栏目打"√"

填图(十)

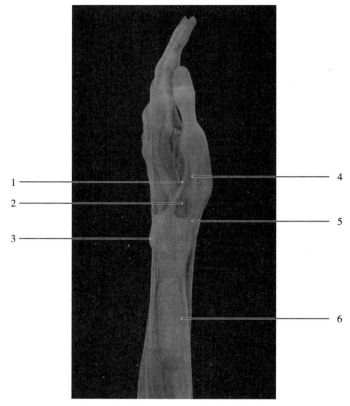

解剖学鼻烟窝

1 _____ 2 _____ 3 _____
4 _____ 5 _____ 6 _____

上肢习题

一、填空

1. 肱骨肌管是由_____肌与_____形成的绕肱骨中份后面的管道,内有_____和_____通过。

2. 正中神经穿_____肌、桡神经深支穿_____肌、尺神经穿_____肌进入前臂。

3. 在掌心部,手掌层次由浅入深依次为:皮肤、浅筋膜、_____、_____、_____、_____、_____和掌深筋膜、掌骨及骨间肌。

4. 腕管内有_____、_____、_____和_____通过。

5. 头静脉起自＿＿＿＿＿＿，在肘窝处经＿＿＿＿＿＿与＿＿＿＿＿＿吻合，然后沿肱二头肌的＿＿＿＿＿＿侧上行，于三角肌和胸大肌之间，穿＿＿＿＿＿＿筋膜注入＿＿＿＿＿＿静脉。

6. 写出与下列淋巴结伴行的血管：腋淋巴结外侧群（＿＿＿＿＿＿），胸肌淋巴结（＿＿＿＿＿＿），肩胛下淋巴结（＿＿＿＿＿＿）。

7. 指背腱膜向远侧分为中间束和两条外侧束，中间束止于＿＿＿＿＿＿；外侧束的近侧部有＿＿＿＿＿＿肌腱参加，中间部有＿＿＿＿＿＿肌腱加强；两条侧束合并后止于＿＿＿＿＿＿。

8. 肘外侧三角是指屈肘时＿＿＿＿＿＿、＿＿＿＿＿＿和＿＿＿＿＿＿三点连成的三角形，伸肘时上述三点所成的凹陷称＿＿＿＿＿＿，此处可触及＿＿＿＿＿＿。

9. 肩峰下囊位于肩峰与＿＿＿＿＿＿肌腱之间，腋腔经＿＿＿＿＿＿与肩胛区相通，经＿＿＿＿＿＿与三角肌区相通。

10. 手指腱鞘由＿＿＿＿＿＿和＿＿＿＿＿＿两部分构成，后者在第 2～4 指包裹肌腱的范围是从＿＿＿＿＿＿到达＿＿＿＿＿＿。

11. 与拇指运动有关的神经有＿＿＿＿＿＿、＿＿＿＿＿＿和＿＿＿＿＿＿。

12. 前臂骨筋膜鞘由前臂深筋膜、尺骨骨膜、桡骨骨膜、＿＿＿＿＿＿、和＿＿＿＿＿＿围成。

13. 掌浅弓位于＿＿＿＿＿＿和＿＿＿＿＿＿之间，由＿＿＿＿＿＿末端和＿＿＿＿＿＿吻合而成。

14. 桡神经主干在臂部与＿＿＿＿＿＿动脉伴行，尺神经在臂部与＿＿＿＿＿＿动脉伴行，腋神经在＿＿＿＿＿＿孔与＿＿＿＿＿＿动脉伴行，正中神经于肱二头肌腱膜下和＿＿＿＿＿＿动脉伴行，掌深弓与＿＿＿＿＿＿神经的＿＿＿＿＿＿支伴行。

15. 肱二头肌内侧沟内经过的血管、神经有＿＿＿＿＿＿、＿＿＿＿＿＿、＿＿＿＿＿＿、＿＿＿＿＿＿和＿＿＿＿＿＿。肱二头肌外侧沟的浅筋膜内有＿＿＿＿＿＿和＿＿＿＿＿＿。

16. 鼻烟窝边界由＿＿＿＿＿＿、＿＿＿＿＿＿、＿＿＿＿＿＿构成。

17. 当腋静脉或肱静脉因故受阻时，＿＿＿＿＿＿静脉是上肢深静脉血经浅静脉回流的重要侧支途径，该静脉至锁骨下窝处穿＿＿＿＿＿＿筋膜汇入＿＿＿＿＿＿。

18. 前壁不能旋前是＿＿＿＿＿＿神经损伤，手指不能分开和靠拢是＿＿＿＿＿＿神经损伤，拇指不能对掌是＿＿＿＿＿＿损伤。

19. 肘关节动脉网是由＿＿＿＿＿＿动脉、＿＿＿＿＿＿动脉和＿＿＿＿＿＿动脉的分支在肘关节前后吻合而成。

二、名词解释

1. 指背腱膜

2. 肱骨肌管

3. 手背皮下间隙

4. 腕管

5. 鱼际间隙

6. 掌深弓

7. 指髓间隙

8. 方肩

9. 肘窝

10. 鱼际鞘

11. 肘关节动脉网

12. 肌腱袖

13. 外科颈

14. 腋鞘

15. 肘后三角

第三章　颈　部

第一节　颈浅层结构及颈前区解剖

一、教学目标

1. 熟悉颈前区各三角的境界。

2. 下颌下三角：掌握该三角的境界及位于其中的结构(下颌下腺、舌动脉、舌下神经、舌神经、面动脉)；了解下颌下淋巴结的位置。

3. 颈动脉三角：掌握颈动脉鞘的构成及鞘内结构的排列关系。

二、操作指导

(一)皮肤切口

垫高肩部或将头部后仰垂于操作台边缘下方，使颈部伸展。

1. 纵行切口

从颏下沿前正中线向下切至胸骨柄上缘。

2. 横行切口

做两个切口，分别从颏下沿下颌骨体下缘向外后方，经下颌角和耳郭下方，切至乳突根部；从胸骨柄上缘沿锁骨横切至肩峰。

将颈部皮肤向两侧翻起，直至斜方肌前缘。

(二)解剖浅层结构

1. 皮肌

去除颈阔肌表面的筋膜，显露该肌全貌。观察颈阔肌的起止和纤维方向。沿锁骨切断颈阔肌，逐渐向上翻起，直至下颌骨下缘。翻开颈阔肌时注意勿损伤其深面的结构。

2. 浅静脉

(1)颈前静脉　颈前静脉变异较大，可合为 1 支或缺如。在颈前正中线两旁的浅筋膜中寻找该静脉，向下追踪，观察其走行。用刀柄探查锁骨上间隙，解剖并观察两侧颈前静脉在胸骨上方吻合形成的颈静脉弓。

（2）颈外静脉　在胸锁乳突肌表面找到颈外静脉，向上追踪至下颌角，观察其属支有下颌后静脉后支、耳后静脉及枕静脉。向下追踪颈外静脉至穿入深筋膜处。

3. 皮神经

（1）面神经颈支　在下颌角附近的浅筋膜中，寻找分布于颈阔肌的面神经颈支。

（2）颈丛皮支　在胸锁乳突肌后缘中点附近的浅筋膜中，找出呈辐射状排列的颈丛皮支：枕小神经、耳大神经、颈横神经和锁骨上神经。追踪并游离颈丛皮支。

（三）解剖深层结构

去除浅筋膜，观察深层结构。

1. 颈深筋膜浅层

保留浅静脉和皮神经，去除浅筋膜。在颈部正中线观察颈深筋膜形成的颈白线，沿颈白线切开颈深筋膜浅层（封套筋膜），观察该筋膜形成的锁骨上间隙。将套层向两侧翻起，观察其覆于舌骨下肌群的前面，向两侧包绕胸锁乳突肌，剔除胸锁乳突肌表面的深筋膜。

2. 骨骼肌

（1）胸锁乳突肌　分离胸锁乳突肌，观察其起止；切断胸锁乳突肌附着于胸骨和锁骨的起点，将该肌及其深面的封套筋膜向后上翻起。

（2）舌骨上肌群　共4块，这里辨认二腹肌、茎突舌骨肌和下颌舌骨肌。在下颌骨下缘，找出二腹肌，观察其前、后腹。

（3）舌骨下肌群　分离舌骨下肌群，共4块。浅层为胸骨舌骨肌和肩胛舌骨肌，内外并列；深层为甲状舌骨肌和胸骨甲状肌上下排列。观察胸骨甲状肌覆盖在甲状腺的表面。

（四）解剖局部结构

颈前区包含4个三角，本次课先解剖其中的3个。

1. 颏下三角

摘除颏下淋巴结，清除深筋膜，观察构成颏下三角两侧边的二腹肌前腹，辨认颏下三角深面的下颌舌骨肌。

2. 下颌下三角

（1）解剖骨骼肌　找到二腹肌后腹和茎突舌骨肌。观察茎突舌骨肌的止端被二腹肌中间腱所穿过，辨认下颌下三角的境界。切断二腹肌前腹在下颌骨上的附着点，向外翻开，修净其深面的下颌舌骨肌。

（2）解剖下颌下腺　在腺表面切开由颈深筋膜浅层形成的包绕下颌下腺的腺鞘。摘除下颌下腺附近的下颌下淋巴结。观察下颌下腺的形态，下颌下腺分深、浅两部分，深部位于下颌舌骨肌深面，与浅部在肌的后缘相续。待翻开下颌舌骨肌后，在深部的前端追踪下颌下腺导管直至口腔底。

（3）解剖面静脉和面动脉　沿下颌下腺的浅面向下追踪并修净面静脉，观察其与面后静脉的前支汇合后，注入颈内静脉。在下颌下腺与下颌骨下缘之间找到面动脉，观察它行经下颌下腺的深面，在咬肌前缘与面静脉伴行，在面静脉的前方绕下颌骨体的下缘上行入面部。向下经二腹肌后腹和茎突舌骨肌深面追踪到颈外动脉。

（4）解剖下列神经：下颌舌骨肌神经、舌下神经、舌神经。

①下颌舌骨肌神经：在下颌舌骨肌浅面前行。

②舌下神经：在下颌下腺的内下方，分离出舌下神经，它经二腹肌后腹的下方深面，从后上方行向前下方，由颈内动、静脉之间穿出，向前越过颈内、外动脉的浅面，进入下颌舌骨肌深面，分布到舌肌。向外上追踪至发出颈袢上根（即舌下神经降支）处，向内下追踪颈袢上根，可见其进入下颌舌骨肌深面并分支入舌肌。沿下颌骨体下缘切断下颌舌骨肌，向下方翻起，观察深面的舌骨舌肌。

③舌神经：在舌骨舌肌的表面，舌下神经的上方，寻找舌神经。舌神经从下颌下腺导管后上方向前，经导管外侧，绕至内侧，分布于舌。

（5）舌动脉和舌静脉　位于舌骨舌肌深面。

3. 颈动脉三角

修净胸锁乳突肌表面及其前、后缘的颈深筋膜浅层，保留皮神经和颈外静脉。在胸锁乳突肌的起始部横断该肌，逐步向外方翻起，显露颈动脉鞘。

（1）颈动脉三角　辨认颈动脉三角的境界，由胸锁乳突肌前缘、肩胛舌骨肌上腹和二腹肌后腹围成。

（2）颈袢　在颈动脉鞘的浅面寻找颈袢的2个根，观察颈袢发出分支支配舌骨下肌群的状况。沿颈袢上根向上追踪至舌下神经，沿颈袢下根向上追踪至颈丛处，检查其来源。

（3）颈动脉窦和颈动脉体　剖开颈动脉鞘，观察颈总动脉位于内侧，颈内静脉位于外侧，迷走神经位于二者之间的后方。查看颈内动脉起始处或颈总动脉末端膨大的颈动脉窦。在颈内、外动脉分叉处的后方，寻找米粒大小的褐色扁平体，即颈动脉体，贴附于动脉壁上，其外包有纤维被囊。

（4）颈内静脉及其属支　颈内静脉位于颈总动脉外侧，向下追踪至胸锁关节深面，与锁骨下静脉汇合成头臂静脉。颈内静脉的属支有面静脉、舌静脉和甲状腺上、中静脉。注意观察甲状腺中静脉汇入颈内静脉的部位及静脉的长短。

（5）颈外动脉及其分支　剪断颈内静脉的属支，分离并追踪颈外动脉的主要分支，主要分离和辨认颈外动脉前壁的分支。

①甲状腺上动脉行向前下方，经舌骨下肌群的深面到甲状腺侧叶上极，途中分出喉上动脉与喉上神经喉内支伴行。

②舌动脉平舌骨大角起于颈外动脉的前壁，在舌下神经深面，向前上呈弓形、在

舌骨舌肌深面入舌。

③在舌动脉上方，有面动脉起始，也可与舌动脉共干、经过下颌下腺的深面，咬肌前缘到面部，追踪到面部。

颈外动脉后壁的分支有胸锁乳突肌动脉、枕动脉和耳后动脉，可不必一一追踪分离。此外在颈外动脉内侧壁，或颈内、外动脉分叉处寻找咽升动脉。

（6）喉上神经　在甲状腺上动脉的后内侧找到喉上神经的喉外支，它经肩胛舌骨肌和胸骨甲状肌深面至环甲肌。喉上神经起自迷走神经的结状神经节，起点位置高，可不追踪。

（7）颈交感干　在颈动脉鞘的深面，用尖镊撕开椎前筋膜，寻找颈交感干，并向上追踪至颈上神经节，颈中神经节较小或缺如，颈下神经节位置较深，留待以后观察。

三、实验报告

人体解剖学实验报告(十一)

实验组别　　　　　　　成绩　　　　　　填表人　　　　　　　日期

颈浅层结构及颈前区解剖	解剖完成情况			
	符合要求	未彻底	结构损坏	发现变异
1. 颈浅层结构：颈阔肌				
颈外静脉				
颈前静脉和静脉弓				
颈丛皮支				
2. 胸锁乳突肌				
肩胛舌骨肌和胸骨舌骨肌				
胸骨甲状肌和甲状舌骨肌				
3. 二腹肌前腹和下颌舌骨肌				
4. 下颌下三角：下颌下腺				
二腹肌后腹和茎突舌骨肌				
面动脉				
舌下神经				
5. 颈动脉三角：颈动脉鞘和颈袢				
颈外动脉及其分支				
颈内静脉及其属支				
迷走神经和喉上神经				
颈交感干				
未达到实验要求的原因分析：				
发现结构变异的描述：				

注：每次课结束后，实验组之间进行相互评价，在相应的栏目打"√"

填图（十一）

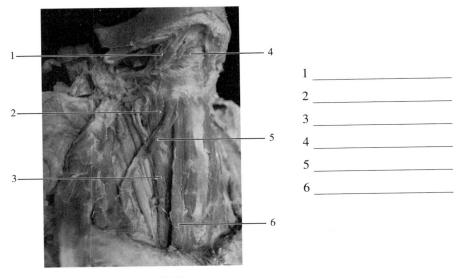

舌骨上、下肌群

1 ＿＿＿＿＿＿＿＿＿
2 ＿＿＿＿＿＿＿＿＿
3 ＿＿＿＿＿＿＿＿＿
4 ＿＿＿＿＿＿＿＿＿
5 ＿＿＿＿＿＿＿＿＿
6 ＿＿＿＿＿＿＿＿＿

第二节 肌三角、胸锁乳突肌区及颈外侧区解剖

一、教学目标

1. 肌三角：掌握甲状腺、甲状旁腺的局部位置；掌握甲状腺的被膜及甲状腺悬韧带的附着点；掌握甲状腺的动脉与喉的神经之间的位置关系，了解其血管的变异；熟悉甲状腺的手术入路的层次。

2. 了解颈根部与胸及上肢的位置连属关系；熟悉颈丛的位置，颈丛皮支的浅出部位及临床意义，膈神经的行程及其支配；了解颈袢的位置、纤维构成及其支配部位。

3. 熟悉椎动脉三角的组成及其内容结构的局部位置（胸导管，迷走神经，喉返神经，锁骨下动、静脉，甲状颈干及其分支，椎动、静脉，胸廓内动、静脉，颈交感干及神经节）。

4. 掌握斜角肌间隙的境界及其穿行结构；确认胸膜顶前方有哪些结构通过。

5. 掌握锁骨下动脉的分段及其分支，以及锁骨下静脉的位置及穿刺的应用解剖；掌握副神经的行程及其在局部的定位。

二、操作指导

（一）肌三角

1. 辨认肌三角的境界

由胸锁乳突肌前缘下份、颈前正中线和肩胛舌骨肌上腹围成。

2. 舌骨下肌群

分离位于浅层的胸骨舌骨肌及肩胛舌骨肌上腹，深层的是位于下方的胸骨甲状肌及上方的甲状舌骨肌。此二肌深面的筋膜即内脏筋膜壁层。注意保留颈袢至舌骨下肌群的神经。分别切断胸骨舌骨肌和肩胛舌骨肌的起始部，向上翻起，上翻胸骨甲状肌时，用刀柄伸入该肌深面（即气管前间隙）轻轻分离，暴露出甲状腺及气管。观察甲状腺的形态、位置、峡部的位置以及有无锥状叶。

3. 甲状腺

（1）甲状腺的血管 在甲状腺侧叶表面剪开由内脏筋膜脏层形成的甲状腺假被膜，由侧叶上极向上剥离筋膜，追踪甲状腺上动脉起自颈外动脉处，与之伴行的甲状腺上静脉汇入颈内静脉。分离甲状腺上动脉发出的喉上动脉及与之伴行的喉上神经喉内支，以及与甲状腺上动脉伴行的喉上神经喉外支，并注意动脉与神经的位置关系。在甲状腺侧叶中、下1/3交界处附近，查看有无甲状腺中静脉，注意其越过颈总动脉汇入颈内静脉。在甲状腺侧叶与颈总动脉之间的间隙中，寻找甲状腺下动脉，它起自锁骨下动脉，在颈总动脉的后方弯向内侧，在甲状腺侧叶中部的后缘入腺内。解剖时不必追踪至起点。在峡部的下方试寻找有无甲状腺最下动脉，如发现则可追踪至其起点。在甲状腺侧叶下极处寻找甲状腺下静脉，观察其形态、支数及汇入头臂静脉的情况。

（2）喉返神经 甲状腺侧叶尽量向前内方牵拉，在气管和食管之间的沟中，寻找喉返神经，注意观察甲状腺下动脉与喉返神经交叉时的位置关系，并对比两侧是否一致。

（3）甲状旁腺 在甲状腺侧叶上、中1/3处的后方，寻找上甲状旁腺，在甲状腺下极后方寻找下甲状旁腺。

（4）气管、食管颈段 结合讲义观察和复习气管颈段、食管颈段的形态、位置和毗邻。

（二）颈外侧区和颈根部

1. 副神经

在胸锁乳突肌上部前缘的深面，寻找副神经进入胸锁乳突肌处。观察副神经穿出胸锁乳突肌的部位以及斜越颈外侧区进入斜方肌的部位。修净副神经，同时，清理沿副神经排列的副神经淋巴结。

2. 锁骨下静脉及其属支

打开胸锁关节，将锁骨推向下方，剔除锁骨下的筋膜，暴露锁骨下静脉。向外侧追踪，可见其续于腋静脉，在第1肋外缘起始，向内侧经前斜角肌止点的前方行至前斜角肌内侧缘处，在胸锁关节后方与颈内静脉汇合，形成静脉角，并合成头臂静脉。将锁骨胸骨端向前牵拉，复查颈外静脉注入锁骨下静脉的情况，以及注入锁骨下静脉的其他属支。保留颈外静脉、锁骨下静脉，其他属支看清后可剪掉。保留头臂静脉主干，清除头臂静脉的其他属支。

3. 胸导管和右淋巴导管

在左侧静脉角处寻找胸导管。首先在食管左侧寻找胸导管，然后追踪其行程、观察其汇入左静脉角的情况。也可在左静脉角的后内方寻找胸导管主干，然后逆行追踪其行程和颈干、锁骨下干、支气管纵隔干三者汇入情况。胸导管较细，管壁很薄，必须轻拉，以免损坏。

在右侧静脉角处寻找右淋巴导管，该管很细，有时不形成总的导管，各淋巴干直接注入静脉。

4. 斜角肌

撕去椎前筋膜，辨认前、中、后斜角肌及前、中斜角肌之间的斜角肌间隙。中、后斜角肌位于枕三角的下份，前斜角肌位于中斜角肌的前方。斜角肌间隙内有臂丛和锁骨下动脉通过。

5. 颈丛及其分支

清理已解剖出的颈丛皮支，向上追踪，剪开椎前筋膜，暴露出颈丛根部。向内侧牵开颈内静脉和颈总动脉，在椎前筋膜的深面，前斜角肌的表面，寻找几乎垂直下行的膈神经。观察其起始及与甲状颈干的关系，追踪其在锁骨下动、静脉之间，迷走神经的外侧进入胸腔。查看有无副膈神经。

6. 分离锁骨下动脉及其分支

在前斜角肌内侧缘，寻找锁骨下动脉。首先将颈内静脉向外侧牵开，如特别粗大者可自根部切断，向上翻起。将前斜角肌自止点切断，以暴露锁骨下动脉各段及其分支：

（1）椎动脉在前斜角肌内侧缘向上、向内，进入第6颈椎的横突孔。

（2）在锁骨下动脉的下缘与椎动脉起点相对应处，寻找胸廓内动脉，向前下方进入胸腔。

（3）寻找甲状颈干，清理其分支甲状腺下动脉、颈升动脉、颈浅动脉、颈横动脉和肩胛上动脉。其中，甲状腺下动脉垂直上行至第6颈椎横突水平，呈弓状转向内，经颈动脉鞘后方至甲状腺侧叶后缘；颈横动脉向外横过前斜角肌表面，经颈外侧区，入肩胛提肌深面；肩胛上动脉向外经前斜角肌表面，经锁骨后方至冈上窝。

（4）肋颈干位置很深，可不必追踪。

7. 臂丛及其分支

检查臂丛的根、干、股、束，注意臂丛的根从前斜角肌后方穿出斜角肌间隙。寻找胸长神经、肩胛背神经、肩胛上神经。胸长神经在前斜角肌与中斜角肌之间，起自臂丛第5~7颈神经根，向下追踪至前锯肌表面。肩胛背神经，起自臂丛第5颈神经根，穿过中斜角肌，越过肩胛提肌至肩背部。肩胛上神经，起自臂丛上干或下干的后股，经肩胛上切迹入冈上窝。

8. 探查胸膜顶

在臂丛下方深面，用手指触摸胸膜顶，观察其毗邻关系。

三、实验报告

人体解剖学实验报告（十二）

实验组别　　　　　　　　成绩　　　　　　　　填表人　　　　　　　日期

肌三角、胸锁乳突肌区及颈外侧区解剖	解剖完成情况			
	符合要求	未彻底	结构损坏	发现变异
1. 舌骨下肌群：胸骨舌骨肌				
肩胛舌骨肌				
胸骨甲状肌				
甲状舌骨肌				
2. 甲状腺上动、静脉和喉上神经				
3. 甲状腺中静脉				
4. 甲状腺下动、静脉和喉返神经				
5. 甲状旁腺				
6. 锁骨下静脉及其属支				
7. 胸导管和右淋巴导管				
8. 颈丛和膈神经				
9. 斜角肌间隙				
10. 锁骨下动脉及其分支				
11. 臂丛，胸长神经，肩胛背/上神经				
12. 胸膜顶				
未达到实验要求的原因分析：				
发现结构变异的描述：				

注：每次课结束后，实验组之间进行相互评价，在相应的栏目打"√"

填图(十二)

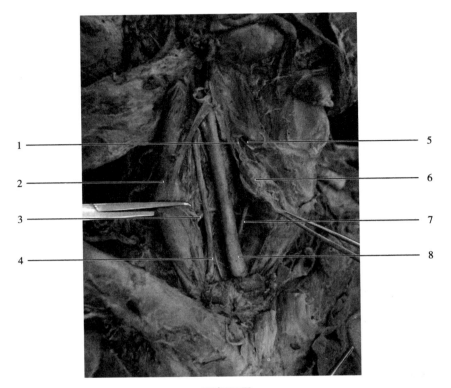

颈部深层

1 _____ 2 _____ 3 _____

4 _____ 5 _____ 6 _____

7 _____ 8 _____

第三节 椎前区及咽喉解剖

一、教学目标

1. 熟悉椎前筋膜的分层；了解"危险间隙"的位置及连通。

2. 了解椎前肌的组成；熟悉颈神经穿出部位及颈交感干的形态。

3. 了解咽缩肌的形态和分部；熟悉喉上神经和喉返神经穿入喉壁的部位；掌握咽的分部及各部的形态特征和交通。

4. 掌握喉腔侧面的形态、喉腔的分部及各部分的结构特征。

二、操作指导

咽和喉的解剖，可制作成喉标本。也可待开颅取脑后正中矢状切面，制成头、颈、上肢标本。

（一）喉标本

连带舌骨将喉取出。

1. 喉软骨支架标本

观察并依次去除各喉肌。保留甲状舌骨膜。辨认起于会厌软骨侧缘与甲状软骨前角后面，向后附着于杓状软骨前内侧缘的方形膜，观察后修除。修净喉软骨及其连结。观察甲状软骨前角下端与环状软骨弓上缘之间的环甲正中韧带，该韧带由弹性圆锥前面中部的弹性纤维增厚形成。

2. 喉肌标本

（1）修去舌骨下肌群，修净胸骨甲状肌、甲状舌骨肌的附着点，保留并修净甲状舌骨膜。

（2）修出环甲肌、环杓后肌、杓斜肌和杓横肌。

（3）切除一侧甲状软骨板大部分，暴露并修出环杓侧肌、甲杓肌的外侧部和内侧部，从喉口观察甲杓肌内侧部和声襞的关系。

（二）头、颈、上肢正中矢状切面标本

从颅底向下正中矢状切面锯开至胸椎。

1. 清理并观察喉腔

将喉腔自上向下依次清理，观察由会厌软骨和杓状会厌襞围成的喉口，在喉侧壁上观察上方的前庭襞和下方的声襞（声韧带），以及二襞之间向侧方凸出的喉室，分清喉腔的三部分：喉前庭、喉中间腔和喉下腔。

2. 清理并观察咽腔

（1）鼻咽位于软腭以上直至颅底　在下鼻甲后缘水平，寻找咽鼓管咽口。观察从前、上、后包绕该口的咽鼓管圆枕以及圆枕后方的咽隐窝。

（2）口咽位于软腭与会厌软骨之间　观察咽峡侧壁的腭舌弓和腭咽弓，二弓之间的扁桃体隐窝和腭扁桃体，理解由舌扁桃体、腭扁桃体、咽鼓管扁桃体及咽扁桃体组成的扁桃体环的立体分布。在舌根和会厌间观察深陷的舌会厌谷。

（3）喉咽位于会厌平面至第6颈椎水平　在喉口侧方，观察梨状隐窝。

（三）其他

借助标本、模型观察咽与喉部未解剖到的内容。

三、实验报告

人体解剖学实验报告（十三）

实验组别　　　　　　　　成绩　　　　　　　　填表人　　　　　　　　日期

椎前区及咽喉解剖	解剖完成情况			
	符合要求	未彻底	结构损坏	发现变异
1. 环甲正中韧带				
2. 弹性圆锥				
3. 方形膜				
4. 梨状隐窝				
5. 环甲肌				
6. 甲杓肌				
7. 环杓后肌				
8. 环杓侧肌				
9. 杓斜肌				
10. 杓横肌				
11. 杓会厌肌				
12. 声韧带				
13. 前庭襞				
14. 喉上神经喉内支				

未达到实验要求的原因分析：

发现结构变异的描述：

注：每次课结束后，实验组之间进行相互评价，在相应的栏目打"√"

填图（十三）

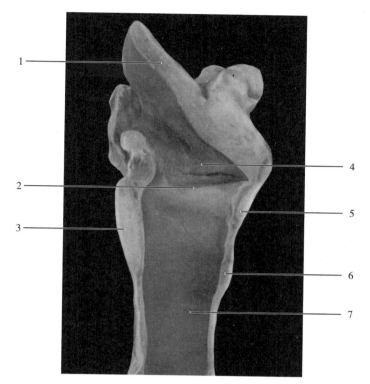

喉和气管

1 _____ 2 _____ 3 _____

4 _____ 5 _____ 6 _____

7 _____

颈 部 习 题

一、填空题

1. 锁骨下动脉分 3 段，第 1 段经_____；第 2 段在_____；第 3 段位于_____上面。

2. 颈部的境界，上界为_____、_____、_____、_____、_____的连线，下界为_____、_____、_____至_____的连线。

3. 枕三角位于_____、_____与_____之间。

4. 肩胛舌骨肌锁骨三角由_____、_____与_____围成。

5. 颈前深淋巴结分为 4 组, 即 _____ 、 _____ 、 _____ 、

_____ 。

二、名词解释

1. 颈动脉鞘

2. 颈袢

3. 胸膜顶

4. 椎动脉三角

5. 静脉角

6. Virchow 淋巴结

7. Horner syndrome

8. 颈动脉窦

9. 胸骨上间隙

第四章　面　部

第一节　面浅层解剖

一、教学目标

1. 了解面部的层次及其结构特点；熟悉面部皮纹特点及表情肌的组成和功能。

2. 掌握面动脉、面静脉的局部位置。

3. 熟悉眶上神经、眶下神经、颏神经的体表定位及其意义。

4. 掌握腮腺的形态、位置及腮腺导管的行程特点；掌握面神经腮腺丛的局部位置及其分支和分布。

5. 掌握穿过（纵行和横行穿过）腮腺的结构及其位置关系。

二、操作指导

（一）皮肤切口

垫高肩部，使头部后仰。

1. 斜行切口

（1）由口角向两侧切至耳屏。

（2）沿下颌骨下缘切至耳垂根部。

2. 纵行切口

（1）正中切口，自额前正中发际上 3 cm 处沿中线向下经鼻背，再绕鼻翼做环形切口，继而沿人中向下至唇缘，环绕口裂至下唇缘正中，再沿颏部正中向下切至下颌骨下缘。

（2）鼻旁切口，从鼻根向两侧至眼内眦。

3. 横行切口

绕睑裂环形切至眼外眦，继向后外切至耳郭根部的上缘。

因面部皮肤较薄，各切口勿切过深，将皮瓣向外侧翻起。

（二）解剖浅层结构

1. 解剖面肌

皮瓣翻起时即可见到深面的表情肌。辨认眼轮匝肌、口轮匝肌、枕额肌的额肌，颈阔肌后部有纤维向前弯向口角，为笑肌。其余小肌不必一一辨认。用剪刀和镊子边观察边修净。修净肌肉时，遇到与表情肌交织的其他肌纤维，不必切除。

2. 血管

在咬肌前缘与下颌支交点处找到面动脉，向上追踪其行程和分支。找出位于面动脉后方与之伴行的面静脉，并找出上、下唇动脉，内眦静脉和面深静脉。

注意保护与上述动、静脉交叉的面神经分支。

3. 腮腺鞘浅层及腮腺管

切开并去除腮腺筋膜，修净腮腺表面，注意其表面有无腮腺淋巴结。观察腮腺鞘浅层及其向腮腺实质伸入的小隔。在腮腺前缘，颧弓下方约一横指处找出腮腺管，向前追踪到咬肌前缘，并观察穿过颊部的情况。

4. 腮腺区

分离自腮腺穿出的各个结构。

（1）在腮腺的上缘找出面神经颞支，颞浅动、静脉及三叉神经的耳颞神经。

（2）在腮腺前缘腮腺导管的上、下方找出面神经颊支的上、下主干；在颊支上干的上方，有面横动、静脉及跨越颧骨向前上方走行的面神经颧支。

（3）在腮腺下端找出面神经下颌缘支、面神经颈支、下颌后静脉。

（4）解剖面神经腮腺内段。沿着面神经的分支，将腮腺浅部向后翻起，显露和修净面神经腮腺内段的神经网，并追踪至其主干。在面神经各分支的深面找出下颌后静脉、颈外动脉主干，沿颈外动脉向上追踪至颞浅动脉，在下颌颈的后方找出上颌动脉，只找出起始段即可，暂不追踪。

5. 分离三叉神经的皮支及其伴行血管

在眶上缘内、中 1/3 交界处做一纵切口，剥开眼轮匝肌，找出眶上神经及伴行的动、静脉。在眶下缘中点下方约 1 cm 处，在上唇方肌深面找出眶下神经及伴行的动、静脉。在下颌骨体距中线 2~3 cm 做一横切口向上翻起周围组织，找出颏神经及伴行的动、静脉。

6. 解剖颊肌

在颊部的咬肌前缘和上、下颌之间除去颊脂体，观察颊肌的位置，注意起止情况。

三、实验报告

人体解剖学实验报告（十四）

实验组别　　　　　　　成绩　　　　　　　填表人　　　　　　　日期

面浅层解剖	解剖完成情况			
	符合要求	未彻底	结构损坏	发现变异
1. 眼轮匝肌				
2. 口轮匝肌				
3. 面动脉及其分支				
4. 面静脉				
5. 腮腺导管				
6. 耳颞神经				
颞浅动、静脉				
面神经颞支				
7. 面神经颧支				
面神经颊支上、下干				
面横动、静脉				
8. 面神经下颌缘支				
面神经颈支				
下颌后静脉				
9. 眶上动、静脉及神经				
10. 眶下动、静脉及神经				
11. 颏动、静脉及神经				
未达到实验要求的原因分析：				
发现结构变异的描述：				

注：每次课结束后，实验组之间进行相互评价，在相应的栏目打"√"

填图（十四）

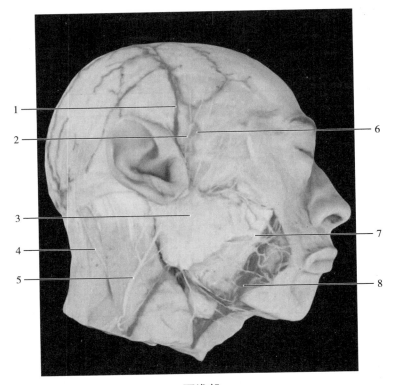

面浅部

1 _____ 2 _____ 3 _____
4 _____ 5 _____ 6 _____
7 _____ 8 _____

第二节　面深层解剖

一、教学目标

1. 了解面深区的境界和内容。

2. 掌握脑膜中动脉的行程特点、解剖标志及分布，下牙槽动脉，颞深前、后动脉的行程特点及分布。

3. 熟悉舌神经、下牙槽神经、颊神经、鼓索、耳颞神经的局部位置。

4. 掌握腮腺深层的毗邻及其与颈内动、静脉，后四对脑神经的局部关系。

5. 了解该区的间隙：咬肌间隙、翼下颌间隙。

二、操作指导

（一）解剖咀嚼肌

1. 咬肌

清除咬肌表面残存的腮腺，保留面神经主干及分支，并将面神经向外翻起，完全暴露咬肌，观察其起止状况。切断咬肌起点，向下翻开，注意咬肌神经及血管从下颌切迹处穿出，分离清楚后切断，随咬肌下翻。

2. 颞肌

（1）在颞窝处修净颞肌表面的颞筋膜，沿颧弓上缘切开颞筋膜，切开时注意观察它分为两层，分别止于颧弓内、外面。向上翻起颞筋膜，暴露颞肌，观察颞肌的纤维方向。

（2）锯下颧弓，暴露深面的颞肌止点止于下颌骨的冠突和下颌支前缘。找出颊神经并注意保留。

3. 翼内肌和翼外肌

在下颌孔前缘锯开下颌支前半，将颞肌连带下颌支的骨片一起向上翻起，使颞下窝彻底暴露，观察翼内肌、翼外肌的位置和起止状况。

（二）血管

1. 翼丛

在翼外肌表面翼丛向后外方集合形成上颌静脉，与颞浅静脉合并形成下颌后静脉。寻找面深静脉连至面静脉。

2. 上颌动脉及其分支

将翼丛清除，显示上颌动脉，观察上颌动脉以翼外肌为标志分为3段。在翼外肌下缘深面、上颌动脉第1段上缘处寻找硬脑膜中动脉，该动脉穿过耳颞神经两根之间，经棘孔入颅。在上颌动脉第1段下缘处发出下牙槽动脉与同名神经伴行入下颌孔。上颌动脉第2段在翼外肌表面发出许多肌支，支配咀嚼肌。上颌动脉进入翼腭窝为第3段，其分支暂不寻找。上颌动脉发出的脑膜中动脉可补充瓶装标本观察。

（三）神经

1. 下牙槽神经

在下颌孔处清理下牙槽神经，向上追踪至翼外肌的下缘，在下牙槽神经束进入下颌孔前发出一支下颌舌骨肌神经。

2. 舌神经

在下牙槽神经前方，找出舌神经向下追踪至颌下区，在舌骨舌肌浅面，下颌下腺上方，舌神经下方有下颌下神经节。下牙槽神经和舌神经均在翼外肌下缘穿出。沿舌神经向上追踪，找出其上段，探查面神经发出的鼓索加入舌神经的情况。

3. 下颌神经

分清耳颞神经、下牙槽神经、颊神经及肌支。颊神经穿过翼外肌两头之间，在舌神经的前方出现，向下追踪至颊部。

4. 上颌神经和翼腭神经节

结合标本观察上颌神经和翼腭神经节。

（1）上颌神经　经圆孔入翼腭窝，发出蝶腭神经（2 支）连于翼腭神经节。上颌神经主干继续向前依次经眶下裂、眶下沟、眶下管出眶下孔，易名为眶下神经。上颌神经在未入眶下裂前发出上牙槽后神经入上颌骨后面的小孔。

（2）翼腭神经节　接受上颌神经的蝶腭神经，还接受翼管神经。向下发出腭大、小神经及鼻后支。

（四）下颌关节

切开关节囊外侧壁，观察下颌关节内的关节盘的形状，以及附着于关节囊和关节盘前端的翼外肌。

三、实验报告

人体解剖学实验报告（十五）

实验组别　　　　　　　成绩　　　　　　填表人　　　　　　日期

面深层解剖	解剖完成情况			
	符合要求	未彻底	结构损坏	发现变异
1. 咬肌				
2. 颞肌				
3. 翼内肌				
4. 翼外肌				
5. 下牙槽神经/动脉				
6. 舌神经				
7. 翼丛				
8. 上颌动脉及其分段和分支				
9. 上颌神经				
10. 翼腭神经节				

未达到实验要求的原因分析：

发现结构变异的描述：

注：每次课结束后，实验组之间进行相互评价，在相应的栏目打"√"

填图(十五)

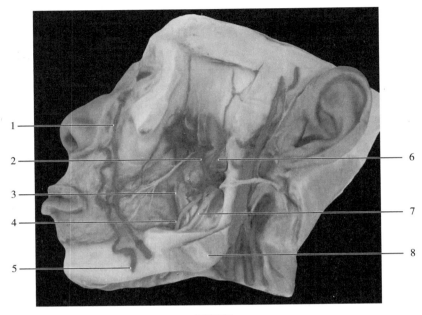

面深部

1 _____   2 _____   3 _____

4 _____   5 _____   6 _____

7 _____   8 _____

面部习题

一、填空

1. 颞区位于颅顶的两侧,介于_____与_____之间。

2. 面静脉经_____和眶内的_____与海绵窦相交通,借_____与翼丛相连通。

3. 面侧区包括_____、_____和_____三个区域。

4. 纵行穿经腮腺的结构有_____、_____、_____、_____和_____。

5. 面神经在颅外行程中的第一段是指面神经干从_____穿出至进入_____以前的一段。

二、名词解释

1. 面部"危险三角"

2. 腮腺床

3. 腮腺鞘

4. 翼丛

5. 咬肌间隙

6. 翼下颌间隙

第五章 胸 部

第一节 胸壁及胸腔解剖

一、教学目标

1. 掌握胸部常用的标志线及体表标志。

2. 掌握胸壁的层次，肋间肌的层次及纤维方向，肋间神经血管的走行位置。

3. 掌握胸膜腔的概念，壁胸膜的分部；熟悉肋膈隐窝的位置及临床意义。

4. 掌握胸膜和肺下界的体表投影，胸膜顶的体表投影。

5. 熟悉肺根结构的排列关系；了解肺段支气管和肺段的概念。

二、操作指导

（一）胸壁解剖

1. 骨骼肌

（1）肋间外肌　剥除胸壁深筋膜，观察肋间外肌纤维方向和肋间外膜的位置。

（2）肋间内肌　透过肋间外膜，可见其深面的肋间内肌。从胸骨旁线至腋前线沿第4或第5肋下缘，由内向外依次切开肋间外膜和肋间外肌，向下翻起。暴露肋间内肌，观察其纤维方向与肋间外肌垂直交叉。

（3）肋间最内肌　打开胸壁后，在肋间隙腋前线至肋角段，寻找肋间最内肌。

（4）胸横肌　取下胸前壁后，从内面观察。可透过胸内筋膜看到胸横肌。该肌自剑突和胸骨体下部起始，呈辐射状终止于肋软骨。

2. 动脉

（1）肋间动脉　在已暴露的肋沟内寻找肋间动脉。向内侧追踪至胸骨旁，观察肋间动脉与胸廓内动脉的吻合。在下位肋骨的上缘寻找肋间动脉的侧副支。

（2）胸廓内动脉　摘除胸前壁后，在其内面的胸骨旁线附近寻找胸廓内动脉。该动脉位于胸内筋膜和胸横肌的浅层，纵行向下。切断胸横肌，清理胸廓内动脉，追踪至第6肋间隙处，寻找胸廓内动脉的2个终支：腹壁上动脉和肌膈动脉。

3. 神经

肋间神经外侧皮支　在肋间隙的腋前线附近寻找肋间神经外侧皮支。追踪其穿出部位，沿肋骨下缘切开肋间内肌，向下翻起，观察肋间神经主干。

（二）摘除胸前壁

1. 剪断肋骨

沿腋中线将各肋间隙的肋间肌剥除约 1.5 cm 宽，暴露其深面的肋胸膜。用手指按压肋胸膜，使其与肋骨分离。用肋骨剪将第 1 肋骨和第 2 肋骨在与肋软骨交界处剪断，将第 3～10 肋骨逐一沿腋中线剪断。

2. 锯断胸骨

用锯弓横行锯断胸骨柄。掀开胸前壁，钝性分离其深面的壁胸膜，剪断连于胸骨体的胸骨心包韧带。取下胸前壁。

（三）探查胸膜腔

沿锁骨中线纵行切开壁胸膜，手探入胸膜腔，检查壁胸膜的各部，包括胸膜顶、肋胸膜、膈胸膜和纵隔胸膜。确定各部的范围及各部间相互移行的反折线。找到肋胸膜与膈胸膜的反折线，探明肋膈隐窝。在胸骨左侧，探查肋纵隔隐窝。手伸入胸膜顶，探查胸膜顶与颈根部结构的位置关系。

（四）肺解剖

去除壁胸膜，观察肺及紧贴于肺表面的脏胸膜。一手插入肺与纵隔之间，将肺向外牵拉，另一手在纵隔面中部探查肺根及伸向下方的肺韧带。靠近肺门，切断肺根及肺韧带后将肺取出。辨认已切断的肺门诸结构，比较两侧肺门结构排列的异同。用尖镊沿肺动、静脉及支气管修净其周围的肺组织，在支气管分权处可见小而呈灰黑色的肺门淋巴结。继续对支气管和肺动脉及其分支清理至各肺段支气管。在剥离支气管时，注意观察与之伴行的支气管动脉，辨认各段支气管，将带有支气管以及周围剩余肺组织的材料修整，制成支气管肺段标本。

三、实验报告

人体解剖学实验报告（十六）

实验组别   成绩   填表人   日期

胸壁及胸腔解剖	解剖完成情况			
	符合要求	未彻底	结构损坏	发现变异
1. 肋间肌：肋间外肌				
肋间内肌				
肋间最内肌				
2. 肋间神经				
3. 肋间动脉				
4. 胸廓内动脉				
5. 胸横肌				
6. 肋膈隐窝				
7. 肺根				
8. 胸膜顶				
纵隔胸膜				
膈胸膜				
肋胸膜				
未达到实验要求的原因分析：				
发现结构变异的描述：				

注：每次课结束后，实验组之间进行相互评价，在相应的栏目打"√"

填图(十六)

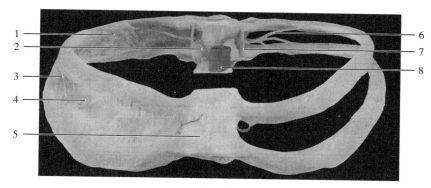

胸壁

1 _____   2 _____   3 _____
4 _____   5 _____   6 _____
7 _____   8 _____

第二节 心及纵隔解剖

一、教学目标

1. 掌握心的局部位置和毗邻,心的外形及表面的四条沟(冠状沟、前室间沟、后室间沟、房间沟),思考其意义。

2. 掌握心各腔的形态和结构,房间隔和室间隔的形态和结构;掌握心冠状血管的行程和分布区域;熟悉心静脉的位置和注入。

3. 通过对心的解剖,理解使心腔血流定向流动的结构以及卵圆窝未闭、室间隔缺损等先天性心脏病的解剖学基础。

4. 掌握纵隔的定义、范围及分部;掌握肺根周围的结构毗邻;了解左、右侧纵隔的结构差异。

5. 掌握食管与左心房及胸主动脉的位置关系;熟悉迷走神经、胸导管、胸交感干等结构在胸腔内的走行和分布;掌握动脉韧带的位置及临床意义。

二、操作指导

(一)解剖纵隔侧面

1. 左侧面

(1)左肺根 位于左侧面中心。

(2)动脉 寻找并观察主动脉弓、胸主动脉、心包膈动脉。

①主动脉弓：位于肺根上方，发出左颈总动脉和左锁骨下动脉。

②胸主动脉：位于肺根后方为主动脉弓的延续。

③心包膈动脉：位于肺根前方，沿心包表面垂直下行。

（3）神经　寻找并观察膈神经、左迷走神经、交感干、左喉返神经。

①膈神经：与心包膈动脉伴行。

②左迷走神经：越过主动脉弓，在肺根后方与胸主动脉之间下行。

③交感干：在胸主动脉后方，沿脊柱侧缘下降。

④左喉返神经：由左迷走神经发出，勾绕主动脉弓上行。

（4）食管和胸导管　在主动脉弓上方，锁骨下动脉右后方观察食管上段和胸导管，在肺根后方观察食管下段，其表面由迷走神经分布。

2. 右侧面

（1）右肺根　位于右侧面中心。

（2）静脉　寻找并观察奇静脉弓、奇静脉、上腔静脉、右头臂静脉、下腔静脉、心包膈静脉。

①奇静脉弓：位于右肺根上方。

②奇静脉：位于右肺根后方。

③上腔静脉、右头臂静脉：位于右肺根前上方。

④下腔静脉：位于右肺根下方。

⑤心包膈静脉：与心包膈动脉伴行，在右肺根前方沿心包表面垂直下行。

（3）神经　寻找并观察膈神经、右迷走神经、交感干。

①膈神经：位于右肺根前方。

②右迷走神经：在肺根上部，行于气管与食管沟内，在肺根后部，沿食管表面下降。

③交感干：位于奇静脉后方，沿脊柱两侧下降。

（4）食管和气管　在右肺根上方，观察气管及其后方的食管上段，以及食管的第2狭窄。食管继续下降行于右肺根后方。

（二）上纵隔解剖

去除残留的胸骨柄，暴露上纵隔。

1. 探查胸腺

在上纵隔胸骨柄后方的脂肪组织中寻找胸腺，修除胸腺及其周围的结缔组织，暴露深面的血管。

2. 头臂静脉解剖

观察并辨认左、右头臂静脉的属支。靠近汇入上腔静脉处，切断左头臂静脉，向左翻起。

3. 主动脉弓解剖

清理主动脉弓及其三大分支，辨认左喉返神经。

（三）中纵隔解剖

1. 心包解剖

（1）探查心包 沿心包两侧纵行向下按"U"形剪开心包，将心包前壁向上翻起。用手指探查心包脏层、壁层的转折。

（2）心包横窦 辨认出入心脏的大血管。将手指伸入升主动脉和肺动脉干后面与上腔静脉及左心房前面之间，探查心包横窦。

（3）心包斜窦 左手翻起心尖，右手探入左房后壁与心包后壁间，探查心包斜窦。

2. 心脏解剖

沿心包内面，逐一辨认并切断进出心包的大血管，取出心脏。

（1）冠状动脉解剖 翻开左、右心耳，在主动脉根部两侧分别找到左、右冠状动脉。用镊子去除冠状动脉表面的脂肪组织，追踪并观察冠状动脉的分支，注意观察有无心肌桥的存在。

（2）静脉解剖 在心脏后方冠状沟内找到冠状窦，追踪其属支。在前室间沟和后室间沟内分别找到心大静脉和心中静脉，在右冠状沟内找到心小静脉。寻找起于右室前壁，越过冠状沟直接汇入右心房的心前静脉。

（3）心腔解剖 观察右心房、右心室、左心房、左心室的各个结构。

①右心房：在右心房表面找到界沟，从界沟上、下两端向左切开右心房，在两横切口末端间做纵切口。以界沟为轴，将右心房前壁向右侧翻起，冲洗凝血块。观察界嵴、梳状肌、卵圆窝和右房室口。找到冠状窦口，用镊子向内探查。

②右心室：在肺动脉起始处下方做横切口，左、右两端分别切至前室间沟和冠状沟附近。从横切口末端向下，分别在前室间沟和冠状沟旁做纵向切口。将右室前壁向下翻起。观察腔内瓣膜、腱索、乳头肌、肉柱和肺动脉瓣等结构。

③左心房：辨认肺静脉。分别沿两侧肺静脉根部向下纵行切开左心房，切至冠状沟附近。在冠状沟上方，连接两纵切口下端，做平行于冠状沟的切口。将左心房后壁向上翻起。观察左心房腔内左房室口、肺静脉开口等结构。

④左心室：分别沿前、后室间沟旁切开左心室，切口下端相连，上端切至冠状沟附近。翻开左心室，观察瓣膜、腱索、乳头肌等。探查室间隔肌部和膜部。切开主动脉根部，观察腔内的主动脉半月瓣，注意其位置排列及冠状动脉的开口。

（四）后纵隔解剖

剔除结缔组织，清理后纵隔内胸主动脉的分支和奇静脉、半奇静脉以及副半奇静脉等结构。沿纵隔左侧面找到胸导管，向下追踪并保留。选取一段交感干，剖出并观察灰、白交通支。清理交感干，找出内脏大、小神经。

三、实验报告

人体解剖学实验报告（十七）

实验组别　　　　　　　成绩　　　　　　　填表人　　　　　　　日期

心及纵隔解剖	解剖完成情况			
	符合要求	未彻底	结构损坏	发现变异
1. 左冠状动脉：前室间支				
旋支				
左缘支				
2. 右冠状动脉：后室间支				
动脉圆锥支				
右缘支				
3. 食管的第2狭窄				
4. 迷走神经				
5. 左喉返神经				
6. 胸交感干和内脏大、小神经				
7. 奇静脉、半奇静脉、副半奇静脉				
8. 膈神经和心包膈血管				
9. 心大、中、小静脉				
10. 瓣膜、腱索、乳头肌、肉柱				
11. 卵圆窝、冠状窦口				
12. 胸导管				
未达到实验要求的原因分析：				
发现结构变异的描述：				

注：每次课结束后，实验组之间进行相互评价，在相应的栏目打"√"

填图（十七）

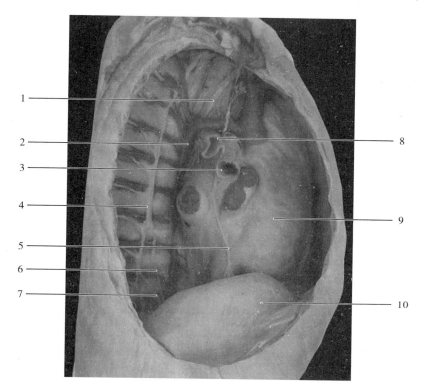

纵隔右侧面

1 ＿＿＿＿＿＿＿＿＿＿＿ 2 ＿＿＿＿＿＿＿＿＿＿＿ 3 ＿＿＿＿＿＿＿＿＿＿＿

4 ＿＿＿＿＿＿＿＿＿＿＿ 5 ＿＿＿＿＿＿＿＿＿＿＿ 6 ＿＿＿＿＿＿＿＿＿＿＿

7 ＿＿＿＿＿＿＿＿＿＿＿ 8 ＿＿＿＿＿＿＿＿＿＿＿ 9 ＿＿＿＿＿＿＿＿＿＿＿

10 ＿＿＿＿＿＿＿＿＿＿＿

胸部习题

一、填空

1. 胸腔由＿＿＿＿＿＿＿＿和＿＿＿＿＿＿＿＿围成。胸腔两侧部容纳＿＿＿＿＿＿＿＿和
＿＿＿＿＿＿＿＿，中部为＿＿＿＿＿＿＿＿。

2. 在壁胸膜各部相互转折处，即使在吸气时肺缘也不能伸入其内，这些部位的胸
膜腔称为＿＿＿＿＿＿＿＿。按其部位不同主要有＿＿＿＿＿＿＿＿和＿＿＿＿＿＿＿＿。

3. 壁胸膜按照部位不同分为＿＿＿＿＿＿＿＿、＿＿＿＿＿＿＿＿、＿＿＿＿＿＿＿＿和
＿＿＿＿＿＿＿＿四部分。

4. 乳房外侧部的淋巴管注入＿＿＿＿＿＿＿＿；乳房内侧部的淋巴管注入＿＿＿＿＿＿＿＿；
乳房上部的淋巴管注入＿＿＿＿＿＿＿＿和＿＿＿＿＿＿＿＿。

5. 胸廓内动脉发自 _____，沿途发出 _____ 至肋间隙，并分出 _____ 分布于心包等处，其终支为 _____ 和 _____。

6. 肺下界的体表投影，当平静呼吸时，锁骨中线平对 _____，腋中线平对 _____，肩胛线平对 _____，脊柱旁线平对 _____。

7. 动脉导管三角的前界为 _____，后界为 _____，下界为 _____。三角内有 _____、_____ 和 _____。

8. 主动脉弓是主动脉位于 _____ 平面以上的一段，从右向左其分支有 _____、_____、_____。下行续为 _____ 动脉。

9. 肺根的主要结构排列，由前向后为：_____、_____、_____、_____。

10. 右肺根内的主要结构排列，自上而下为：_____、_____、_____、_____ 和 _____。

11. 左肺根内的主要结构排列，由上而下为：_____、_____、_____ 和 _____。

12. 食管上三角由 _____、_____、_____ 围成。食管下三角由 _____、_____ 和 _____ 围成。

13. 纵隔的前界为 _____，后界为 _____，两侧为 _____，上界为 _____，下界为 _____。

14. 根据肋间血管、神经行经肋间隙的部位，胸膜腔穿刺宜在 _____ 进针，稍靠但不宜紧靠肋骨上缘；在肋间隙前部进针，应在肋间隙 _____ 穿入。

二、名词解释

1. 胸骨角

2. 肺根

3. 肺门

4. 胸膜隐窝

5. 肋膈隐窝

6. 胸膜腔

7. 肺段

8. 锁胸筋膜

9. 腰肋三角

10. 心包三角

11. 纵隔

12. 心包横窦

13. 心包斜窦

14. 心包前下窦

15. 动脉圆锥

16. 隔缘肉柱

17. 食管上三角

18. 食管下三角

19. 动脉导管三角

20. 动脉韧带

21. 食管后隐窝

22. 乳房悬韧带

第六章　腹　部

第一节　腹前外侧壁、腹股沟区解剖

一、教学目标

1. 熟悉腹部的体表标志：腹白线、脐、腹直肌、腹直肌线、髂嵴、髂前上棘、腹股沟、耻骨联合、耻骨结节。

2. 了解腹部分区：九分法和四分法。掌握腹前外侧壁的基本层次排列及其上、下份不同的特点。

3. 掌握腹股沟管的组成、位置，内容物以及其解剖特点和临床意义。

4. 掌握阴囊的解剖特点及其内容物（睾丸、精索）的形态特点。

5. 掌握腹直肌鞘的组成及形态特征。

二、操作指导

（一）腹前外侧区

本区上界自胸骨剑突向两侧沿肋弓直到腋后线，下界为双侧髂前上棘连线，两侧边界为腋后线。

1. 皮肤切口（图 2 - 1）

（1）纵行切口　沿前正中线，自剑突向下环绕脐切至耻骨联合上缘。

（2）横行切口　在髂前上棘之间横切。

（3）斜切口　沿肋弓向外下方，从前正中线切至腋中线。将皮瓣从内侧向外侧翻至腋中线。

2. 解剖浅层结构

（1）浅血管　腹壁浅动脉起自股动脉，越过腹股沟韧带中、内 1/3 交界处，行向脐部。腹前外侧壁的浅静脉丰富，在脐平面以上外侧部浅筋膜中寻找胸腹壁静脉，在脐平面以下浅筋膜中寻找腹壁浅静脉和旋髂浅静脉。

（2）皮神经　在前正中线旁开 2 ~ 3 cm 处寻找穿腹直肌鞘前层浅出的胸神经前皮支，分离 1 ~ 2 支并寻找伴行的动、静脉；在腋前线找出 1 ~ 2 支胸神经的外侧皮支。

3. 解剖深层结构

沿皮肤切口切开浅筋膜，向外侧整层翻起，暴露深筋膜。透过腹外斜肌筋膜可观察到其深面的腹外斜肌纤维方向由外上斜向内下，至腹直肌鞘外缘处，移行为腱膜。

（1）解剖腹阔肌　沿肋弓向外下方切断腹外斜肌纤维至腋前线，沿腋前线向下切至髂前上棘，再沿双侧髂前上棘间连线向内侧横行切至腹直肌外缘，将腹外斜肌及其腱膜片（呈"匚"形）向内侧翻起，暴露其深面的腹内斜肌。观察腹内斜肌纤维的走行及移行为腱膜的位置后，再仿照腹外斜肌的切口，将腹内斜肌由外侧向内侧翻起，注意腹内斜肌的切口应比腹外斜肌的切口略小，以显示层次。观察腹内斜肌深面的腹横肌的纤维走行及移行为腱膜的位置，观察腹横肌腱膜参与腹直肌鞘后层的构成。在腹内斜肌与腹横肌之间寻找第10、11肋间神经和肋下神经及其伴行的血管。参照腹外斜肌切开腹横肌，切口略小于腹内斜肌切口。向内侧翻起腹横肌，观察腹横肌深面的腹横筋膜。

（2）解剖腹直肌　沿前正中线旁开2 cm处纵向切开腹直肌鞘前层，向两侧翻开，观察腹直肌的纤维行向及肌腹间的腱划。平髂嵴高度横断腹直肌，向上、下两端翻起，观察肋间神经从鞘的外侧缘进入，节段性地支配腹直肌的情况，提起腹直肌下半部观察腹直肌鞘后层在下1/4处缺如，形成弓状线，在弓状线下方用刀柄略向深部压，可见该部腹直肌后面直接与腹横筋膜相贴。在弓状线下方将腹阔肌的腱膜由外侧向内侧分离，观察腹直肌鞘前、后层的构成情况。

在腹直肌鞘内清理腹壁上、下动脉及其伴行静脉的行程和吻合。

（二）腹股沟区

本区上界为双侧髂前上棘连线，下界自耻骨联合上缘向两侧经耻骨结节沿腹股沟韧带至髂前上棘。

1. 解剖浅层结构

（1）浅筋膜　将该区皮瓣自前正中线翻向外下方。将浅筋膜浅层（脂肪层，Camper筋膜）与深层（膜性层，Scarpa筋膜）分别翻向外下方，用刀柄或手指伸入浅筋膜深层的深面，即它与腹外斜肌筋膜之间，向下方探查，可见它在腹股沟韧带下方一横指处与深面的阔筋膜愈合成盲囊，而向内下方则可通入阴囊（或大阴唇）。

（2）浅血管和皮神经　分离在股前外侧区解剖时已经观察过的腹壁浅动脉和旋髂浅动脉。在耻骨结节上方3~4 cm处寻找髂腹下神经的前皮支。

2. 解剖腹股沟管

（1）前壁和下壁　观察腹外斜肌腱膜及其表面的筋膜。腹外斜肌腱膜下缘向深面卷曲，架于髂前上棘和耻骨结节之间，叫作腹股沟韧带。

（2）浅环　腹股沟韧带内侧端上方有精索（或子宫圆韧带）自深面穿出，用刀柄或圆头镊钝性分离精索的外侧和内侧，暴露由腹外斜肌腱膜形成的裂口——腹股沟管浅环及其内侧脚和外侧脚，在两脚之间可见有腹外斜肌筋膜覆盖并包被于精索或子宫圆韧带的表面。沿腹直肌鞘外侧缘切开腹外斜肌腱膜，向外下方翻起，注意保持浅环的完整。

（3）上壁　清除腹内斜肌表面的筋膜并观察纤维的方向及其与腹股沟韧带的关系。沿腹外斜肌腱膜切口切断腹内斜肌腱膜，将之翻向外下方，并注意保护其深面的肋下神经、髂腹下神经和髂腹股沟神经，可用刀柄将之推向腹横肌表面。清理腹横肌表面的筋膜，观察肌纤维的方向及其与腹股沟韧带的关系，腹内斜肌和腹横肌在下缘处愈合，很难分离。观察此二肌的游离下缘形成拱形的腹股沟镰跨越精索的情况，即拱形下缘的外侧部位于精索的前方，然后跨越精索的上方，内侧部绕到精索的后方，末端形成腱膜，参与构成腹直肌鞘并部分止于耻骨梳。

（4）后壁和深环　再按同法切断腹横肌腱膜并将之向外下方翻起，暴露其深面的腹横筋膜。在相当于腹股沟韧带中点的上方1.5 cm处可见输精管与精索血管的交汇，此处即腹股沟管深环，观察腹横筋膜在该处包被输精管及精索内血管移行为精索内筋膜的情况。深环的内侧缘有纵行的凹间韧带加强，顺凹间韧带纤维的行向分离腹壁下动脉，并在该动脉的内侧观察腹股沟三角的境界。综合观察腹股沟管四壁、两口的构成和位置。

（5）神经　在浅环上方约3 cm处寻找髂腹下神经穿腹外斜肌腱膜的浅出处，在它的下方，寻找与它平行的髂腹股沟神经。追踪髂腹股沟神经穿腹内斜肌进入腹股沟管，行经精索的前内侧，出皮下环至阴囊。在精索的外侧寻找生殖股神经生殖支。

（6）韧带　提起精索，观察腹股沟浅环外侧脚部分纤维向外下方反折，形成腔隙（陷窝）韧带的情况；部分纤维经精索后方折向内上方止于腹白线，形成反转韧带。

三、实验报告

人体解剖学实验报告(十八)

实验组别　　　　　　　成绩　　　　　　　填表人　　　　　　　日期

腹前外侧壁、腹股沟区解剖	解剖完成情况			
	符合要求	未彻底	结构损坏	发现变异
1. 腹壁浅动、静脉				
2. 胸腹壁静脉				
3. 腹外斜肌				
4. 腹内斜肌				
5. 腹横肌				
6. 腹直肌(鞘)				
腹壁上、下动脉				
弓状线				
7. 腹股沟韧带				
浅环				
髂腹股沟神经				
8. 腹股沟镰				
深环				
腹股沟三角				
9. 生殖股神经生殖支				
10. 腹股沟管				
未达到实验要求的原因分析:				
发现结构变异的描述:				

注:每次课结束后,实验组之间进行相互评价,在相应的栏目打"√"

填图(十八)

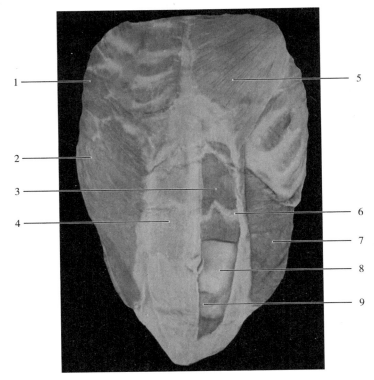

腹前壁的肌肉

1 _____   2 _____   3 _____

4 _____   5 _____   6 _____

7 _____   8 _____   9 _____

第二节　腹膜腔及腹膜形成物、结肠上区解剖

一、教学目标

1. 熟悉肝、胃、脾与腹膜的关系及形成哪些韧带。

2. 掌握胃的位置和毗邻、血管供应;熟悉胃的淋巴结分群及淋巴回流;熟悉胃的神经支配。

3. 掌握肝十二指肠韧带内的胆管、动脉、静脉的位置安排;掌握胆囊的位置、形态和胆囊动脉的行程。

4. 掌握十二指肠的分部;熟悉各部分的毗邻结构;熟悉十二指肠与胰的毗邻。

5. 掌握肝的形态、分叶和分段;熟悉肝的毗邻结构及肝的体表投影。

6. 掌握脾的位置和形态；了解脾的韧带及其所包含的结构。

二、操作指导

（一）腹膜腔和腹膜形成物

1. 打开腹膜腔

自剑突向两侧沿肋弓切开至腋中线，再沿腋中线向下切至髂前上棘，将腹前外侧壁翻向下方。翻起时需切断肝镰状韧带，该韧带自脐和腹前壁连于肝的膈面和肝门。靠近腹前壁处切断肝镰状韧带，剪断韧带游离下缘内的肝圆韧带。

2. 观察腹膜腔和腹腔脏器

打开腹膜腔后，观察贴附于腹内筋膜内面光滑的腹膜壁层和覆盖于脏器表面的光滑的浆膜，即腹膜脏层。辨认在器官与器官之间或器官与腹壁之间，由腹膜形成的韧带、网膜、系膜等结构。观察腹膜腔，即腹膜壁层与脏层、脏层与脏层之间的潜在腔隙。通常，腹膜腔内仅有少量浆液存在，腹膜腔的形态可随腹腔器官充盈、运动等因素而变化。

在两侧肋弓围成的胸骨下角内，观察露出的一部分肝膈面。在肋下缘与右锁骨中线相交处，寻找胆囊底。在肝下缘与左肋弓之间可见到胃体及胃大弯的一部分。大网膜呈围裙状，自胃大弯向下垂。成人大网膜几乎覆盖了胃下方全部的腹部脏器；小儿大网膜较成人的短，仅能覆盖一部分脏器。

向上翻起大网膜，可见腹腔中央为盘曲的小肠袢，小肠袢的周围环绕有大肠，依次为右髂窝的盲肠和阑尾、右侧的升结肠、上方的横结肠、左侧的降结肠和左髂窝的乙状结肠等。

3. 观察肝的韧带

肝镰状韧带一端已从腹前壁切下。上提右侧肋弓，将肝推向下方，观察肝镰状韧带，可见其呈上宽下窄的镰刀状。在肝镰状韧带的游离下缘内，有结缔组织索，即肝圆韧带。将手指插入肝膈面与膈肌之间，触摸冠状韧带的前层。冠状韧带的前层由肝镰状韧带两层分别向左、右侧分开，系于膈与肝上面之间构成。沿冠状韧带的前层向左、右探查位于其两端的左、右三角韧带。手指绕过左三角韧带的游离缘可触摸到冠状韧带的后层。

将肝推向右上方，观察肝门与胃小弯和十二指肠上部之间的小网膜。小网膜薄而疏松，由左侧的肝胃韧带和右侧的肝十二指肠韧带构成。

4. 探查网膜囊和网膜孔

沿胃大弯下方约2cm处，剪开大网膜前两层。将右手食指自胃大弯下缘的切口伸入网膜囊，探查网膜囊各壁的构成。其上壁为肝左叶和膈下面的腹膜，下壁即大弯切口处、大网膜前两层和后两层的愈着部，左界为胃脾韧带和脾肾韧带，右界为小网膜游离右缘后方的网膜孔。将左手食指伸入网膜孔，使左、右食指在网膜囊内汇合，证实网膜孔为网膜囊右侧的开口。触摸网膜孔的四界，前界为小网膜（肝十二指肠韧带）的游离右缘；后界为覆盖下腔静脉的腹后壁腹膜；上界为肝尾叶；下界为十二指肠上部。

5. 探查脾周围的韧带

将左手食指由切口伸至胃后面的网膜囊左侧，在胃底部和脾门之间，用拇指和食指夹撮胃脾韧带，再用右手沿脾与膈之间向后绕过脾后缘，与右手食指间探查脾肾韧带。在脾的下方辨认从结肠左曲连于膈的膈结肠韧带。

6. 观察腹膜形成的隐窝

将左手伸至右肾的上方，探查右肾与肝之间的肝肾隐窝，该处常有液体蓄积，是平卧位时腹膜腔的最低点。

在腹前壁内侧面下部，从正中线向两侧依次观察腹前壁的腹膜皱襞，即脐正中襞、成对的脐内侧襞和脐外侧襞（腹壁下动脉襞）。在 5 条皱襞之间及脐外侧襞两侧，从内向外依次为成对的膀胱上窝、腹股沟内侧窝及腹股沟外侧窝。

7. 观察腹膜腔分区

仔细观察腹膜腔的分区，注意它们的位置和通向。

（二）结肠上区解剖

1. 解剖腹腔干的分支

腹主动脉穿过膈肌后在其前壁发出腹腔干，腹腔干较短，很快分为 3 支，即胃左动脉、肝总动脉和脾动脉。腹腔干位置深，周围有腹腔丛和腹腔神经节，较难暴露。可先解剖其分支，待取出肝脏后再解剖腹腔干。

（1）解剖胃左动脉　胃左动脉在肝胃韧带内沿胃小弯走行。向右上方推肝前缘，向下牵拉胃，尽可能加大肝、胃之间的距离，显露并绷紧肝胃韧带。在胃小弯近贲门处撕去肝胃韧带前层，找出胃左动脉。沿胃小弯向右追踪胃左动脉，观察其向胃前、后壁发出的胃支。在贲门附近，寻找胃左动脉向左上方发出的食管支。向左追踪胃左动脉干，撕去腹后壁腹膜（网膜囊后壁），追踪至起始处。注意查看有无肝左副动脉从胃左动脉干发出。在解剖胃左动脉时，注意观察与之伴行的胃冠状静脉和沿食管前面下行至胃小弯的迷走神经前干及其发出的胃前支。

（2）解剖肝总动脉　在肝十二指肠韧带的右侧游离缘，撕去肝十二指肠韧带前层的腹膜，暴露胆总管，追踪观察胆总管由胆囊管和肝总管汇合而成。剖出位于胆总管左侧的肝固有动脉。沿肝固有动脉向左下方追踪，直至暴露肝总动脉。撕去网膜囊后壁的腹膜，继续向左追踪肝总动脉主干至其起点。沿肝总动脉向右追踪至十二指肠上部，观察其分为肝固有动脉和胃十二指肠动脉两支。

① 肝固有动脉：在肝十二指肠韧带右侧游离缘上行。在靠近起始部，肝固有动脉发出胃右动脉，追踪至胃小弯，观察胃右动脉与胃左动脉吻合，剖出胃右动脉发出的胃支。在肝门处，肝固有动脉分为肝左动脉和肝右动脉两支入肝。注意观察是否存在

肝中动脉。找到由肝下面和胆囊管、肝总管围成的胆囊三角。在胆囊三角内剖出行向胆囊的胆囊动脉，追踪该动脉至其在肝右动脉的起点。注意观察胆囊动脉的支数和发出部位有无变异。

② 胃十二指肠动脉：经十二指肠上部后面下行至幽门下缘处，分为胃网膜右动脉和胰十二指肠上前、上后动脉。沿胃大弯撕去大网膜（胃结肠韧带）第一层，观察胃网膜右动脉沿胃大弯左行，剖出其向胃和网膜发出的分支。胰十二指肠上前和上后动脉分别行于胰头和十二指肠降部前、后间沟内，可单独起始也可能共干起始。

（3）解剖脾动脉 在胃大弯下方1cm处，胃网膜右动脉下方剪开胃结肠韧带。注意勿损伤其深面的横结肠系膜，将胃向上翻起，暴露网膜后壁。沿胰腺上缘撕开腹后壁腹膜，剖出脾动脉。脾动脉粗大迂曲，沿胰腺上缘左行，经脾肾韧带到达脾门，分出几条脾支入脾。追踪脾动脉的分支，可见脾动脉下壁向下发出数支胰支至胰腺，其中较大者为胰背和胰大动脉。在靠近脾门处，脾动脉发出几条胃短动脉和胃网膜左动脉。胃短动脉行向胃底，位于胃脾韧带内。撕开胃脾韧带前层，显露胃短动脉，观察其走行方向。胃网膜左动脉行经胃脾韧带入胃结肠韧带，沿胃大弯右行，末端与胃网膜右动脉吻合。剖出胃网膜左动脉，追踪其向胃和网膜发出的分支。

2. 解剖门静脉

在肝十二指肠韧带右侧游离缘，将已剖出的肝固有动脉牵向左侧，将胆总管和肝总管推向右侧，显露位于二者后方的门静脉主干。沿门静脉主干向上追踪，至肝门附近可见其分为左、右二支入肝。胆囊静脉一般汇入右支。自门静脉主干向下追踪至胰，找出其细小的属支：胃左和胃右静脉。

3. 解剖胃

观察胃的形态、位置和毗邻。用剪刀沿胃大弯剪断大网膜和胃网膜左、右动脉的胃支；再沿胃小弯将小网膜及胃左、右动脉的胃支剪断，注意保留胃左动脉食管支。在胃底和脾门之间找到胃脾韧带，剪断。在十二指肠上部靠幽门处做双重结扎，沿两结扎线之间将十二指肠上部剪断。结扎贲门，沿贲门结扎线稍上方切断食管腹段和迷走神经发出的胃前、后支，将胃取出，观察胃的外形及分部。

沿胃大弯纵行剪开胃壁，在切缘处的断面上观察胃壁从内向外依次为黏膜、黏膜下层、肌层和浆膜。将胃黏膜冲洗干净，观察胃黏膜的皱襞及胃小区，胃小区直径约1～6mm。可用放大镜观察胃小区内的胃小凹，胃小凹的底是胃腺的开口处。在幽门处观察环形的幽门瓣及其幽门括约肌。

4. 解剖肝

观察肝的形态、位置和毗邻。用剪刀在靠近腹前壁及膈下面剪断肝镰状韧带及肝圆韧带。在十二指肠上部后方，远离肝门，切断门静脉、肝固有动脉和胆总管。将肝向前上方抬起，将下腔静脉从腔静脉窝中向后推出，在腔静脉窝中切断汇入下腔静脉的肝静脉，注意勿将下腔静脉撕裂。手掌插入膈肌与肝膈面之间，将肝脏压向下方，在膈与肝膈面之间切断肝冠状韧带前层及左、右三角韧带。剥离肝裸区的结缔组织，找到肝冠状韧带后层，将其切断。剥离肝与右肾上腺之间的结缔组织，将肝取出。

观察肝脏面的"H"形沟，清理肝门诸结构。用镊子剥离 Glisson 系统，直至各叶的分支（以门静脉系为主，剥离至右支分为前支和后支，左支分为内侧支和外侧支）。也可在腔静脉沟上端第二肝门处剥离肝右、肝中及肝左静脉，观察它们的主干行径与叶间结构的关系。

5. 解剖脾

脾的大小、形态和重量变异较大。剪断脾周围的韧带，剪断进出脾门的结构，将脾取出，观察其形态。脾的膈面平滑隆凸，脏面凹陷，与胃、左肾上腺、胰尾和结肠左曲相邻。脾门处有脾动、静脉和神经出入。脾的上缘锐利，有 2～3 个深陷的脾切迹。观察是否有副脾存在。

三、实验报告

人体解剖学实验报告（十九）

实验组别　　　　　　　　成绩　　　　　　　　填表人　　　　　　　日期

腹膜腔及腹膜形成物、结肠上区解剖	解剖完成情况			
	符合要求	未彻底	结构损坏	发现变异
1. 肝镰状韧带和肝圆韧带				
2. 肝冠状韧带和三角韧带				
3. 大网膜和网膜囊				
4. 小网膜和网膜孔				
5. 系膜：小肠系膜				
横结肠系膜				
阑尾系膜				
乙状结肠系膜				
6. Treitz 韧带				
直肠膀胱陷凹或直肠子宫陷凹				
腹股沟内侧窝				
7. 胃的动脉				
8. 胃解剖				
9. 肝解剖				
10. 腹腔干及其分支				

未达到实验要求的原因分析：

发现结构变异的描述：

注：每次课结束后，实验组之间进行相互评价，在相应的栏目打"√"

填图(十九)

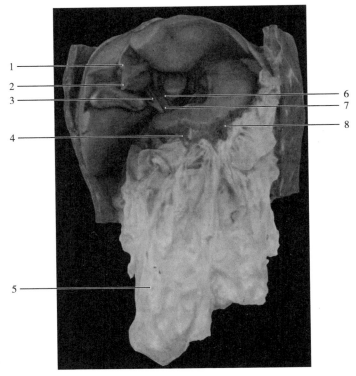

腹上部器官和大网膜

1 _____ 2 _____ 3 _____

4 _____ 5 _____ 6 _____

7 _____ 8 _____

第三节　结肠下区解剖

一、教学目标

1. 掌握小肠的分部，熟悉空肠、回肠的区别及血供特点；熟悉小肠系膜根的位置及肠系膜上动脉的行程、分支和分布。

2. 掌握大肠的形态特征、位置及血供；了解边缘动脉的组成及意义。

3. 掌握盲肠、阑尾的形态、位置及血供，以及阑尾根部的体表投影。

4. 掌握肝门静脉的属支、门静脉的侧支循环途径及其临床意义。

二、操作指导

（一）结肠下区的腹膜和腹膜形成物

1. 小肠系膜

观察扇形的小肠系膜对空肠和回肠的包绕，将小肠袢翻向左侧，显露小肠系膜根，观察其从左上（第2腰椎左侧）斜向右下（右骶髂关节前方）。

2. 结肠系膜

依次观察阑尾系膜、横结肠系膜和乙状结肠系膜的附着部位，检查升、降结肠三面被覆腹膜的情况，探查升、降结肠外侧的结肠旁沟。

3. 十二指肠悬韧带

将小肠袢翻向右侧，并将横结肠向上翻起，在横结肠系膜根部可见一腹膜皱襞，延伸到十二指肠空肠曲上部，即 Treitz 韧带（十二指肠悬韧带）。

4. 盆腔陷凹

在盆腔底部，腹前壁腹膜向腹后壁腹膜移行，覆盖盆腔脏器表面，并在脏器之间形成较深的陷凹。男性在膀胱和直肠间形成直肠膀胱陷凹；女性则形成膀胱子宫陷凹和直肠子宫陷凹。直肠子宫陷凹较深，当直立或半卧位时是腹膜腔的最低点。

（二）结肠下区的血管

1. 肠系膜上动脉分支及门静脉属支

将横结肠及其系膜向上翻起并将小肠袢翻向左下方。使小肠系膜充分暴露于脊柱前方，可见自胰下缘行向回肠末端的凹向右上方的弧形隆线。沿隆线方向切开小肠系膜前层，剖出肠系膜上动脉及居于其右侧的肠系膜上静脉。向上追踪肠系膜上动脉至胰下缘，沿胰下缘横行切开腹后壁腹膜，将胰体略提起，修净肠系膜上动脉的根部。将胰头略向上方翻起，向上追踪肠系膜上静脉，观察其末端与脾静脉汇合成门静脉。修净胰后方的脾静脉，注意观察肠系膜下静脉注入脾静脉的部位和行程。观察门静脉各属支的收纳范围与同名动脉的分布范围相当。

在肠系膜上动脉起始部位寻找胰十二指肠下动脉。用镊子自肠系膜上动脉左侧撕去小肠系膜前层，选择空、回肠动脉各一支，剖出各级肠系膜动脉弓和直管动脉，对比观察动脉弓级数和直管动脉的粗细及长短，并观察肠系膜淋巴结。撕去一层横结肠系膜，解剖出中结肠动脉及其伴行静脉。撕去肠系膜上动脉右侧的腹后壁腹膜，清理肠系膜上动脉右侧壁的分支，从上向下依次为：中结肠动脉、右结肠动脉及回结肠动脉。追踪各分支至肠缘，注意观察与各分支伴行的静脉。追踪回结肠动脉时，注意观察阑尾动脉的起始和行程。

2. 肠系膜下动脉

将小肠袢翻向右侧，在腹后壁左下方透过腹后壁腹膜可见一条弧形隆起，沿隆起切开腹后壁腹膜，暴露出肠系膜下动脉主干。追踪并修净肠系膜下动脉，观察肠系膜动脉根部周围有神经丛和淋巴结，注意肠系膜下动脉干上段无静脉伴行。观察肠系膜下动脉左壁自上而下依次发出左结肠动脉、乙状结肠动脉和直肠上动脉。左结肠动脉大部有伴行静脉，注意左结肠动脉深面有睾丸(卵巢)动脉和左输尿管经过，分离时不可过深，以免损伤。切开乙状结肠系膜追踪乙状结肠动脉及其伴行静脉。沿肠系膜下动脉主干向下追踪直肠上动脉至小骨盆入口处。

(三)结肠下区的脏器

1. 解剖十二指肠和胰

在十二指肠升部末端找到十二指肠悬韧带(Treitz韧带)，解剖出其中的十二指肠悬肌。切开十二指肠降部右缘和水平部下缘的腹膜壁层，将十二指肠向左稍翻起，观察其后毗邻的结构。双层结扎十二指肠空肠曲，沿结扎线间切断肠管。找到并切断由胃十二指肠动脉发出的胰十二指肠上前、上后动脉和由肠系膜上动脉发出的胰十二指肠下动脉的前、后支。切断脾动、静脉的胰支，从左向右将胰腺逐渐剥离腹后壁，将胰和十二指肠及胆总管一并取出。

解开十二指肠的结扎线，将十二指肠上部及降部分别沿上壁和右壁剪开，洗净肠腔黏膜。在十二指肠降部中段后内侧壁的黏膜有一纵行的十二指肠纵襞，即为胆总管和胰管斜穿肠壁所引起。纵襞下端形成大乳头，乳头中央的小孔是胆总管和胰管的共同开口。寻找副胰管开口处，即副(小)乳头。

将标本翻置(即背面朝上)，用剪刀和尖镊从上向下追踪修净胆总管，直至其入十二指肠壁。沿胰腺长轴在胰腺后面中线做一横切口(勿过深)，修去切口两侧的腺实质，剥离出白色的胰管及汇入它的更细的小管。追踪胰管至胰头，可见其向后下方行，直至十二指肠降部后内侧，与胆总管汇合。在胰头部寻找另一较细的导管，即副胰管，其走行方向与胰体部的胰管一致。

2. 解剖小肠

自十二指肠空肠曲向下约15 cm处，将空肠双层结扎，隔10 cm后再用线绳双层结扎，在相邻结扎线间剪断空肠，取下10 cm长的空肠，并扇形剪下与其相连的肠系膜。去除结扎线，将肠腔内容物冲洗干净。同法在距回盲部约10 cm处取下一段回肠。用剪刀在肠系膜缘前方沿长轴剪开肠管，观察并对比空、回肠的黏膜特征，在切缘处观察肠壁的层次，在回肠对系膜缘寻找集合淋巴滤泡。

3. 解剖大肠

依上法取横结肠一段(10 cm)，冲洗干净后，纵行剖开，洗净。观察横结肠黏膜特征，并对比大肠与小肠的不同。

三、实验报告

人体解剖学实验报告(二十)

实验组别　　　　　成绩　　　　　　填表人　　　　　　日期

结肠下区解剖	解剖完成情况			
	符合要求	未彻底	结构损坏	发现变异
1. 肠系膜上动脉及其分支				
2. 肠系膜下动脉及其分支				
3. 肝门静脉及其属支				
4. 十二指肠和胰腺				
5. 胰管				
十二指肠大乳头				
肠系膜上血管及胆总管				
6. 空肠及其系膜				
回肠及其系膜				
7. 结肠带				
8. 横结肠及其系膜				
9. 阑尾及其系膜				

未达到实验要求的原因分析:

发现结构变异的描述:

注:每次课结束后,实验组之间进行相互评价,在相应的栏目打"√"。

填图(二十)

1 _____
2 _____
3 _____
4 _____
5 _____
6 _____
7 _____
8 _____
9 _____

肠系膜上动脉

第四节　腹膜后隙解剖

一、教学目标

1. 熟悉腹膜后间隙的位置及其中包含哪些器官。

2. 掌握肾的位置、毗邻、血供和被膜；熟悉肾门结构的排列关系；了解左、右肾蒂的不同点。

3. 掌握肾上腺的形态、位置及血供来源，了解其静脉回流；熟悉输尿管的行径和连属；了解其血供特点；熟悉睾丸动脉(或卵巢动脉)的行程及伴行静脉的回流。

4. 熟悉腹后壁的主要血管(腹主动脉及其分支、下腔静脉及其属支)的位置，了解其伴行的淋巴结和内脏神经丛。

5. 熟悉乳糜池的位置，以及注入乳糜池的淋巴干。

二、操作指导

(一)腹膜后腔的脏器

1. 肾的被膜和肾蒂

用剪刀在肾门处剪开肾筋膜前层，向两侧翻开，观察肾筋膜前、后两层在肾外侧缘处愈合并附于腹内筋膜。用手指剥离肾前面的脂肪囊，显露肾纤维囊及肾上腺。切开一小块肾纤维囊，观察其易于从肾表面剥离。

将肾连同肾的被膜从外侧向内侧掀起，观察肾后面的毗邻，将手指插入肋膈隐窝，向前隔膈肌触摸肾的上半部，探查肾与肋膈隐窝的关系。

检查肾蒂，注意肾静脉、肾动脉、输尿管排列的位置关系，检查有无副肾动脉。修净肾动脉，追踪其发出的肾上腺下动脉；修净肾静脉，对比左、右肾静脉的长度，注意左睾丸（卵巢）静脉汇入左肾静脉，此外左肾上腺静脉也注入左肾静脉。

2. 输尿管

沿肾盂向下清理和观察输尿管的行程和毗邻，注意观察睾丸（卵巢）血管斜越输尿管前方的情况。

3. 肾解剖

切断肾蒂取出一侧肾脏，用长刀做冠状剖面，在剖面上分辨肾皮质和肾髓质，肾柱和肾锥体，观察肾乳头和肾小盏的关系。2～3个肾乳头为一组，突入肾小盏，肾小盏汇合形成2～3个肾大盏。肾大盏集合形成肾盂。

（二）腹膜后腔的血管和淋巴

清理腹主动脉的成对和不成对脏支；找出膈下动脉和腰动脉。清理下腔静脉及其属支，注意对比动脉分布区和静脉汇流范围的异同。分离腹主动脉及其分支的动脉壁时，注意保留动脉周围的内脏神经丛。

在腹主动脉和下腔静脉周围寻找腰淋巴结，腰淋巴结的输出管合成左、右腰干；在腹腔干和肠系膜上动脉根部寻找腹腔淋巴结和肠系膜上淋巴结，它们的输出管组成肠干。将右膈脚的附着部自椎体上分离，向左牵拉腹主动脉，可见位于其右后方的乳糜池，向上续于胸导管。注意观察乳糜池的形态。

（三）腹膜后腔的神经

1. 依次检查内脏神经丛

腹腔丛围绕在腹腔干和肠系膜上动脉根部的周围。向外侧翻开肾上腺，显露腹腔神经节。找到腹腔丛内的腹腔神经节及其外下方的主动脉肾节，查看内脏大、小神经穿膈脚进入二节的情况。沿腹主动脉向下辨认位于腹主动脉前方及两侧的腹主动脉丛、随肠系膜下动脉走行的肠系膜下丛及位于两侧髂总动脉之间的上腹下丛。

2. 清理腰交感干

左干位于腹主动脉的左后方，右干位于下腔静脉的后方，观察腰交感干由4～5对腰交感节和节间支构成。

3. 解剖腰丛及其分支

在腰大肌外侧缘寻找髂腹下神经、髂腹股沟神经、股外侧皮神经和股神经，并向外下方追踪至腹壁和股前部解剖时已剖出的部位。在腰大肌前面可见穿肌质的生殖股神经，在腰大肌内侧缘可见闭孔神经，与闭孔动脉伴行，追踪闭孔神经，观察其沿盆侧壁走向闭孔，最终穿经闭膜管至股内侧部。

三、实验报告

人体解剖学实验报告（二十一）

实验组别　　　　　　　成绩　　　　　　　填表人　　　　　　日期

腹膜后隙解剖	解剖完成情况			
	符合要求	未彻底	结构损坏	发现变异
1. 肾上腺及其血管				
2. 腹腔神经节				
3. 肾蒂内的肾动、静脉和输尿管				
4. 腰丛：髂腹下神经				
髂腹股沟神经				
股外侧皮神经				
股神经				
生殖股神经				
闭孔神经				
5. 膈肌内侧脚、中间脚、外侧脚				
6. 腹主动脉及其分支				
7. 下腔静脉及其属支				
未达到实验要求的原因分析：				
发现结构变异的描述：				

注：每次课结束后，实验组之间进行相互评价，在相应的栏目打"√"。

填图（二十一）

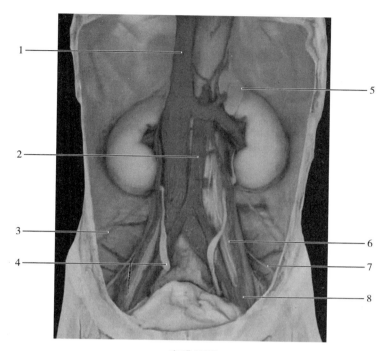

腹膜后隙

1 _____　2 _____　3 _____

4 _____　5 _____　6 _____

7 _____　8 _____

腹部习题

一、填空

1. 肾的被膜自外向内依次为_____、_____和_____。

2. 肝上界的体表投影为_____与_____相交处向左至_____肋软骨距_____处的连线。

3. 胃结肠韧带从_____连至_____。手术切开此韧带时，勿伤及其深面的_____。

4. 输尿管的 3 处生理狭窄处由上向下分别位于_____、_____和_____。

5. 胃的幽门部可借大弯侧的中间沟分为左侧的_____和右侧的_____两部分。幽门部临床上常称为_____。

6. 前正中线两旁，腹壁由浅入深可分为 8 层，在弓状线以上的层次是：皮肤、皮下组织、＿＿＿＿＿＿、＿＿＿＿＿＿、＿＿＿＿＿＿、＿＿＿＿＿＿、＿＿＿＿＿＿及壁腹膜。

7. 腹部可分九个区：上为＿＿＿＿＿＿区及左、右＿＿＿＿＿＿区、中为脐区及左、右＿＿＿＿＿＿区、下为＿＿＿＿＿＿区及左、右＿＿＿＿＿＿区。

8. 胆囊的毗邻：下后为＿＿＿＿＿＿，左为＿＿＿＿＿＿，右为＿＿＿＿＿＿。胆囊底的体表投影相当于＿＿＿＿＿＿与＿＿＿＿＿＿的交点处。

9. ＿＿＿＿＿＿静脉可作为手术时确认幽门的一个标志，它是＿＿＿＿＿＿静脉的属支，最后汇入＿＿＿＿＿＿系统。

10. 十二指肠呈"C"形包绕＿＿＿＿＿＿，可分为＿＿＿＿＿＿、＿＿＿＿＿＿、＿＿＿＿＿＿和＿＿＿＿＿＿四部分。

11. 精索的主要成分是＿＿＿＿＿＿、＿＿＿＿＿＿、＿＿＿＿＿＿、＿＿＿＿＿＿和＿＿＿＿＿＿。

12. 胃是消化管＿＿＿＿＿＿部分，分为＿＿＿＿＿＿、＿＿＿＿＿＿、＿＿＿＿＿＿和＿＿＿＿＿＿四部分。

二、名词解释

1. 弓状线（腹壁的）

2. 半月线（腹壁的）

3. 腹股沟镰（联合腱）

4. 反转韧带

5. 胃床

6. 肝蒂

7. Glisson 系统

8. 第一肝门

9. 第二肝门

10. 第三肝门

11. Hartmann 囊

12. 胆囊三角（Calot 三角）

13. 副胰管

14. Mcburney 点

15. 海氏三角（Hesselbach 三角）

16. 网膜孔（Winslow 孔）

17. 肾角（脊肋角）

18. 肾旁脂体（肾旁脂肪）

19. 肾窦

20. Treitz 韧带

第七章　盆腔及会阴

第一节　盆腔及会阴解剖

一、教学目标

1. 了解盆部的境界；掌握盆膈的组成与通过的结构，盆筋膜的分部；掌握肛提肌的形态、分部、起止和作用。

2. 掌握髂内动脉壁支和脏支的起始、走行和分布，盆腔腹膜形成物的名称及其临床意义。

3. 了解会阴的定义、境界、分区及会阴的肌肉及筋膜配布、血管和神经的走行和分布。

4. 掌握尿生殖膈的肌肉、筋膜、会阴浅隙和深隙的构成及内容；掌握肛管的形态、位置及其临床意义，肛门外括约肌的组成、肛门直肠环的组成及其临床意义。

5. 掌握坐骨直肠窝的境界及阴部内血管、阴部神经及其分支的行径；熟悉阴囊及睾丸、精索的被膜及其与腹壁各层的关系。

二、操作指导

（一）盆腔解剖

1. 观察盆腔腹膜和腹膜形成物

将小肠推向腹腔，用手指触摸辨认骨盆上口，从骶岬向两侧经弓状线、耻骨疏、耻骨结节到耻骨联合上缘。观察盆腔内腹膜，在前方覆盖膀胱的上面和膀胱底的上份，在后方覆盖直肠中部的前面和直肠上部的两侧。在男性，观察位于直肠和膀胱之间的腹膜移行处，即直肠膀胱陷凹。在女性，直肠和膀胱之间有子宫存在，观察膀胱与子宫之间的膀胱子宫陷凹和直肠与子宫之间的直肠子宫陷凹。在直肠子宫陷凹两侧，辨认直肠子宫襞，骶子宫韧带位于其内。在子宫两侧找到子宫阔韧带，观察阔韧带与卵巢系膜、输卵管系膜的关系。

2. 探查盆筋膜间隙

（1）耻骨后隙　又称膀胱前隙，位于膀胱与耻骨联合后面之间。用手指伸入此间隙内探查，此间隙的底为耻骨前列腺韧带（女性为耻骨膀胱韧带），两侧为膀胱侧韧带。

间隙内有大量疏松结缔组织，向上与腹部腹膜外组织相延续。

（2）直肠后隙　又称骶前间隙，位于直肠骶曲后面与骶前筋膜之间。用手指伸入此间隙内探查，此间隙的底为盆膈，两侧为直肠外侧韧带。间隙内填以疏松结缔组织、骶丛、奇神经节、直肠上血管及骶淋巴结等。

3. 剥离盆腹膜

沿盆腔侧壁从上向下轻轻剥离腹膜，显露盆腔内的脏器，注意保持腹膜的完整性。

4. 输精管盆部

在男性标本，在两侧腹环处找到输精管，分别向盆内追踪至膀胱底。在膀胱底后面，找到呈不规则囊袋状的精囊，观察输精管在精囊腺内侧膨大形成输精管壶腹。

5. 输尿管盆部

在骨盆入口缘观察左、右输尿管。左侧越过髂总动脉，右侧越过髂外动脉始段后入盆腔。在男性标本，追踪观察输尿管在盆侧壁越过闭孔血管和神经，最后在膀胱外侧角处经输精管前下方到达膀胱底。在女性标本，观察输尿管在盆侧壁跨越髂血管、闭孔血管后进入阔韧带底部，走向膀胱底。在子宫颈外侧约 2 cm 处，有子宫动脉从前方跨过。

6. 解剖直肠上动脉

将小肠袢翻向右侧，将乙状结肠牵向左侧，在乙状结肠系膜根部找出直肠上动脉，它是肠系膜下动脉的终支，追踪其入盆腔。将直肠牵向前，观察直肠上动脉至直肠的分支。

7. 清理上腹下丛

沿腹主动脉找出位于其表面的腹主动脉丛，向下追踪至腹主动脉末端，可见该丛在两髂总动脉之间入盆腔，延续为上腹下丛。盆腔内的上腹下丛沿两侧髂总动脉分为两束，加入下腹下丛，分别沿左、右髂内动脉的脏支分布到盆内脏器。清理上腹下丛周围的脂肪结缔组织，找出该丛深面较细的骶中动脉，将直肠向前推，追踪至骶骨前面中部。

8. 解剖骶交感干

在腹后壁腰大肌的内侧找出腰交感干，并追踪向下，可见其经髂总动脉、静脉的深面下行进入盆内，延续为骶交感干。观察两侧骶交感干在骶前孔内侧沿骶骨前方下行，至尾骨前方，联合形成奇神经节。

9. 解剖髂血管及淋巴结

将盆后壁腹膜翻向下方，向下追踪髂总动、静脉至骶髂关节处，清理髂总动、静脉的分支，即髂内、外动/静脉。注意保护跨过髂血管前方的输尿管，沿血管寻找髂总淋巴结及髂内、外淋巴结。

10. 观察子宫、输卵管和卵巢

解剖女性标本盆腔，一侧将腹膜剥除，显露女性内生殖器；一侧不剥离腹膜，保留完整的女性内生殖器和腹膜的关系。观察子宫的底、体、峡、颈四部，理解子宫前倾前屈位的含义。观察子宫圆韧带、子宫主韧带、子宫骶韧带的位置，行向，理解这些韧带在维持子宫位置中的作用。观察输卵管的子宫部、峡部、壶腹部和漏斗部的形态。找到与阔韧带后层相连的卵巢，辨认卵巢悬韧带，剖出其中的卵巢血管。观察卵巢的形态、位置和毗邻。

如该标本较好，可将女性内、外生殖器全套摘除制成标本。在制作标本时可剖开子宫及阴道壁，观察子宫内膜及阴道黏膜，辨认子宫体腔和子宫颈管，宫口前、后唇及棕榈襞。观察子宫颈阴道部突入阴道的情况和阴道的前、后、侧穹。

11. 制作盆腔正中矢状切面标本

在第 3 或 4 腰椎间盘的高度将尸体水平锯断，再将骨盆沿正中矢状面纵分为左、右两半。在正中矢状切面标本观察盆腔脏器。

(1)观察膀胱内的黏膜，辨认膀胱三角的位置、构成和输尿管间襞。

(2)在男性标本，观察前列腺的位置、毗邻；观察精囊、输精管壶腹和膀胱底的位置关系。

(3)在女性标本，观察子宫腔的形态，观察子宫颈与阴道的关系及阴道前、后穹。

(4)观察位于器官周围的静脉丛，即膀胱静脉丛、直肠静脉丛和女性的子宫和阴道静脉丛。

12. 解剖髂内动脉的分支

在盆腔正中矢状切面标本，撕去盆壁的腹膜，去除髂内静脉及其属支，追踪和清理髂内动脉的前、后干及分支。在盆后壁，经腰骶干与第 1 骶神经之间出盆腔的是臀上动脉，经第 1 与第 2(或第 2 与第 3)骶神经间出盆腔的是臀下动脉与阴部内动脉。在盆侧壁与闭孔神经伴行的是闭孔动脉，追踪至闭膜管并观察是否有变异的异常闭孔动脉存在。如有异常闭孔动脉，注意其来源及其与股环的关系。膀胱上、下动脉和直肠下动脉的起始部位不恒定，可根据动脉的分布范围尝试辨认。在女性盆腔，在子宫颈两侧找到跨越输尿管前方的子宫动脉，并向近端追踪其起源自髂内动脉。

13. 解剖骶丛

在盆后外侧壁，寻找腰大肌内侧深面的腰骶干，向下追踪，找到骶丛，观察骶丛的位置和交织形成骶丛的骶神经前支。辨认并追踪骶丛主要分支(臀上神经、臀下神经、坐骨神经、股后皮神经和阴部神经)至出盆腔处。

• 以下内容选作

(二)会阴解剖

触摸会阴部的骨性标志：坐骨结节、耻骨弓及尾骨尖，辨认骨盆下口的构成和肛区与尿生殖区。在男性标本，观察阴茎、阴囊、精索和睾丸。在女性标本，观察阴阜、大阴唇、小阴唇、阴道前庭 、阴道口与尿道外口的位置关系、处女膜或处女膜痕及阴蒂等。

1. 解剖肛区

尸体仰卧位，悬吊下肢呈屈髋、屈膝位。从尾骨尖经坐骨结节至耻骨联合前缘做菱形切口。从尾骨尖至耻骨联合下缘做纵行切口，中间环绕肛门和阴囊或小阴唇。

(1)解剖肛门外括约肌 剥除肛区的皮瓣和筋膜，清除肛门周围的脂肪结缔组织，暴露肛门外括约肌。观察肛门外括约肌环绕肛门周围，其皮下部与皮肤连接紧密。

（2）解剖坐骨直肠窝　用剪刀和镊子清除坐骨结节内侧至肛门周围的脂肪组织。注意保护在窝内见到一些横行的血管和神经，即肛动脉、肛静脉及肛神经。修洁坐骨直肠窝内、外侧壁，检查坐骨直肠窝的形态。观察其前隐窝伸向尿生殖膈上方，后隐窝伸向臀大肌的深面，至骶结节韧带。

（3）解剖阴部管　沿肛血管和神经向外，在坐骨直肠窝的外侧壁，坐骨结节内侧 3～4 cm 处，找出阴部管。该管由闭孔筋膜形成，纵行剖开，解剖出其内的阴部内动脉、阴部神经并追踪它们的分支：会阴动脉、会阴神经和阴茎背神经。

2. 解剖尿生殖区

去除浅筋膜，暴露深筋膜，即会阴浅筋膜。剥除深筋膜，暴露会阴浅隙。剖出位于会阴浅隙内的肌肉。

（1）会阴浅横肌　位于会阴浅隙的后份，由坐骨结节行向会阴中心腱，较为细小。

（2）球海绵体肌　肌纤维呈羽毛状，包绕尿道球和尿道海绵体后部。切断球海绵体肌在会阴中心腱的起点，向前翻起，即可见尿道球。在女性标本，球海绵体肌环绕阴道前庭两侧，又名阴道括约肌。将该肌在会阴中心腱上的起点切断，并向前翻起，可见其覆盖前庭球和前庭大腺。

（3）坐骨海绵体肌　位于会阴浅隙的两侧部，附着于耻骨下支和坐骨支，并覆盖在阴茎（蒂）脚上。切断坐骨海绵体肌在坐骨结节上的起点，并将该肌向前翻开，即见其深面的阴茎（蒂）脚。翻开阴茎（蒂）脚，在阴茎（蒂）脚与耻骨下支之间，可见阴茎（蒂）背动脉和阴茎（蒂）背神经。

3. 解剖阴囊和睾丸精索被膜层次

在阴囊的前外侧，做 5～6 cm 长的纵切口，翻开阴囊的皮肤，观察深层肉膜，可见阴囊肉膜较致密且与皮肤结合紧密。沿睾丸长轴纵行逐层切开睾丸的被膜，依次辨认精索外筋膜、提睾肌及精索内筋膜。切开精索内筋膜深面的睾丸鞘膜壁层，暴露睾丸鞘膜腔。将镊子伸入腔内，探查鞘膜壁层和脏层的移行情况。

从腹股沟皮下环向下，纵行切开阴囊前外侧皮肤，暴露精索。逐层切开精索表面的三层被膜，观察构成精索的内容物有输精管及与其伴行的睾丸动脉和蔓状静脉丛。蔓状静脉丛由数条小静脉组成，盘绕在睾丸动脉的周围。输精管位于血管的后方，触之有硬索样感。将睾丸和附睾纵行剖开，观察睾丸的白膜、睾丸小叶及精曲小管等主要结构。

4. 解剖阴茎

从阴茎根部至包皮处，纵行切开阴茎背侧皮肤，将皮瓣翻向两侧。观察阴茎海绵体表面由浅入深分为皮肤、浅筋膜、深筋膜和白膜。阴茎浅静脉在阴茎浅筋膜内沿中线走行；阴茎背深静脉居于阴茎深筋膜深面的正中线上。在阴茎背深静脉两侧与其伴行的有阴茎背动脉，动脉的外侧为阴茎背神经。

5. 观察男性尿道、女性尿道

在男性盆腔正中矢状切面标本上，观察男性尿道的起止、分部、三个狭窄、三个扩大和两个弯曲；在女性盆腔正中矢状切面标本上，观察女性尿道的位置和毗邻。

三、实验报告

人体解剖学实验报告（二十二）

实验组别　　　　　　　成绩　　　　　　　　填表人　　　　　　　日期

盆腔及会阴解剖	解剖完成情况			
	符合要求	未彻底	结构损坏	发现变异
1. 直肠上动脉				
2. 髂内、外动/静脉				
3. 髂内动脉的壁支				
4. 髂内动脉的脏支：膀胱上动脉				
膀胱下动脉				
直肠下动脉				
阴部内动脉				
子宫动脉（女）				
5. 骶正中动脉				
6. 卵巢动脉（女）				
7. 输尿管和输精管（男）				
8. 交感干				
未达到实验要求的原因分析：				
发现结构变异的描述：				

注：每次课结束后，实验组之间进行相互评价，在相应的栏目打"√"。

填图（二十二）

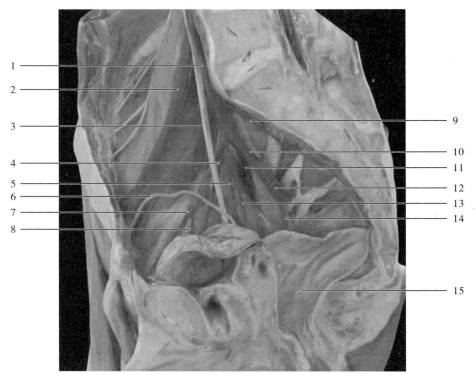

盆腔内的动脉

1 _____ 2 _____ 3 _____

4 _____ 5 _____ 6 _____

7 _____ 8 _____ 9 _____

10 _____ 11 _____ 12 _____

13 _____ 14 _____ 15 _____

盆腔及会阴习题

一、填空

1. 骨盆可分为前上方的 _____ 和后下方的 _____，两者的分界称_____。

2. 阴部内动脉的直接分支有_____、_____和_____。

3. 耻骨后隙位于_____与_____之间，又称_____。

4. 髂内动脉于_____前方起于髂总动脉，其后方邻近_____，前外侧有_____越过。

5. 右髂外动脉起始部的前方有＿＿＿＿＿＿越过，女性髂外动脉起始部前方有＿＿＿＿＿＿越过，其末段的前上方有＿＿＿＿＿＿斜向越过。

6. 盆部的淋巴结群主要有＿＿＿＿＿＿、＿＿＿＿＿＿、＿＿＿＿＿＿和＿＿＿＿＿＿。

7. 梨状肌与坐骨大孔之间分别有＿＿＿＿＿＿和＿＿＿＿＿＿，内有神经、血管出入。

8. 肛提肌可分为＿＿＿＿＿＿、＿＿＿＿＿＿、＿＿＿＿＿＿和＿＿＿＿＿＿四部分。

9. 女性直肠前面的上部隔＿＿＿＿＿＿与＿＿＿＿＿＿及＿＿＿＿＿＿相邻。

10. 前列腺可分为五叶，即＿＿＿＿＿＿、＿＿＿＿＿＿、＿＿＿＿＿＿和＿＿＿＿＿＿叶。

11. 子宫阔韧带可分为＿＿＿＿＿＿、＿＿＿＿＿＿和＿＿＿＿＿＿三部分。

12. 坐骨直肠窝的前壁为＿＿＿＿＿＿与＿＿＿＿＿＿。

二、名词解释

1. 盆膈

2. 盆膈裂孔

3. 尿生殖膈

4. 耻骨后隙

5. 尿生殖三角

6. 坐骨直肠窝

7. 肛直肠环

8. 会阴体

9. 肛提肌腱弓

10. 会阴浅隙

11. 会阴深隙

第八章 头 部

第一节 开颅取脑

一、教学目标

1. 掌握颅顶部软组织的层次及其结构特征；了解进入颅顶部的神经、动脉的位置及行程特点。

2. 掌握硬脑膜、蛛网膜、软脑膜的结构特征；了解十二对脑神经在颅底内面的位置。

3. 掌握海绵窦内穿过的结构及其静脉与颅内外的交通途径。

4. 熟悉脊柱区的肌层；掌握脊髓被膜的分层及形态。

二、操作指导

（一）皮肤切口

1. 十字切口

以颅顶部中点略前方为中心，做十字切口，将颅顶部皮肤全部切开。矢状切口自眉弓切至枕外隆凸，冠状切口左、右向下切至发迹。将皮肤连同浅筋膜一起向四周翻开，显露浅筋膜深面的帽状腱膜与枕额肌。

2. 清理帽状腱膜及枕额肌

（1）由上向下清理帽状腱膜和部分枕额肌，清理时刀锋应与肌纤维平行。

（2）沿正中矢状线将帽状腱膜切开一个小口，将刀柄插入腱膜深面，并向周围拨动，验证腱膜下存在一个疏松的潜在间隙，即腱膜下间隙。

3. 剥离颅骨外膜

切除一小块帽状腱膜，其深面依次为腱膜下组织和颅骨外膜。翻起颅骨外膜，观察颅骨外膜与颅骨借结缔组织相连，易于剥离。

（二）开颅取脑

1. 锯除颅盖

（1）从颞骨骨面上切断颞肌起点除去颞肌。

（2）经眶上缘上方与枕外隆凸上方各 1 cm 处，用笔沿颅顶画一环行线。沿所画之线先锯一浅沟，进而锯开颅骨。锯开外板进入板障时，锯屑呈红色。外板全部锯断后，用凿子凿开未锯断的内板。再用丁字形开颅器从额骨或枕骨正中插入锯开的缝内，转动开颅器，撬开颅盖，使颅盖内面与硬脑膜分离。去除颅盖，显露硬脑膜。

2. 解剖硬脑膜

（1）沿正中线由后向前纵行剖开上矢状窦。将上矢状窦内的血块清洗、除去，观察突入上矢状窦内的蛛网膜颗粒。

（2）在上矢状窦两侧约 0.5 cm 处，由前向后纵行切开硬脑膜，注意不要伤及深面的脑组织。再于上述切口中点向两侧冠状切开硬脑膜至耳上方，将四片硬脑膜翻向外下方。

（3）观察蛛网膜，透过蛛网膜和蛛网膜下隙可见随软脑膜分布的脑表面血管。观察来自两侧大脑半球内侧面和背外侧面而注入上矢状窦的大脑上静脉。

（4）沿上矢状窦两侧，逐个剪断注入上矢状窦的大脑上静脉，剪断大脑镰在大脑纵裂内的鸡冠附着处。从大脑纵裂内拉出大脑镰，牵向后上方。探查位于大脑纵裂深处的胼胝体。

3. 取脑

（1）颅前窝分离　将尸体头部移出解剖台一端，使脑自然向后下垂悬。左手用湿纱布托住大脑，右手的手指插入额叶与颅前窝之间，轻轻地使额叶与颅前窝分开。看清嗅球和嗅束后，用刀柄紧贴嗅球下面与筛板分离，离断嗅丝。将额叶继续与颅底分开，看清视神经、视交叉及其后方的漏斗和后外侧的颈内动脉。用刀深入颅底，依次切断视神经、漏斗和两侧的颈内动脉。在漏斗的后方可见鞍背及其向两侧突起的后床突。切断位于后床突外侧的动眼神经和滑车神经。切断滑车神经后方的三叉神经根。

（2）颅中窝分离　将脑分别推向两侧，从颅中窝拉出颞叶前端，再将脑向后拉起，可见将大脑半球和小脑分隔的小脑幕。小脑隐于小脑幕下。

（3）颅后窝分离　托起枕叶，可见小脑幕游离缘即小脑幕切迹与蝶鞍围成一孔，中脑由此孔向上连结间脑。沿直窦两侧切断小脑幕，注意勿伤及幕下的小脑。再向两侧延伸，沿横窦沟和颞骨岩部上缘切断小脑幕的附着缘。切断注入直窦前端的大脑大静脉，将大脑镰连同直窦一起拉向枕后。将小脑幕从枕叶与小脑间抽出。

在颅后窝内斜坡两侧部切断展神经，紧靠颞骨岩部后面切断面神经和前庭蜗神经。用刀伸入脑底两侧，依次切断向颈静脉孔汇聚的舌咽神经、迷走神经和副神经。在延髓前方切断舌下神经。

（4）椎管分离　辨认位于脑桥腹面上的基底动脉，它向下续于成对的椎动脉。用刀伸向椎管，于枕骨大孔水平切断脊髓和左、右椎动脉。将整个脑从颅腔内取出。

4. 观察硬脑膜

（1）查看脑膜中动脉的入颅部位，分叉高度，前、后支的行径及体表投影。

（2）观察大脑镰、小脑幕、小脑镰和鞍膈的位置及附着部位。思考小脑幕切迹和大脑半球颞叶与脑干的关系。

（3）在大脑镰的下缘内找到下矢状窦。在大脑镰与小脑幕相连部切开直窦，直达窦汇。由窦汇向两侧切开横窦（或已切开），再经乙状窦达颈静脉孔。

（4）剖开行经颞骨岩部上缘的岩上窦及行于颞骨岩部与枕骨基底部之间的岩下窦，验证上述二窦前、后端的联系。

（三）解剖颅底内面

1. 颅前窝

仔细去除筛板表面的硬脑膜，找寻极为细小的筛前神经及其伴行的筛前动脉。筛前动脉起自眼动脉，筛前神经为鼻睫神经的终末支，由筛板外缘中份入颅前行，经鸡冠两旁的小孔出颅到鼻腔。

2. 颅中窝

（1）移出脑垂体　切开鞍膈前后缘，可见围绕脑垂体前后的海绵间窦，它们与海绵窦相通形成一环，切忌用镊子夹漏斗，以免损伤。切除鞍膈，由前向后将垂体从垂体窝内用刀柄挑出，细心去除蛛网膜，分清前、后叶，后叶较小被前叶不完全包绕。

（2）自棘孔处划开硬脑膜，暴露脑膜中动脉及其分支。

（3）解剖海绵窦。

① 自蝶骨小翼后缘划开硬脑膜，找寻一短而窄的蝶顶窦，它通入位于垂体窝两侧的海绵窦。自颞骨岩部上缘切开小脑幕的附着缘，不要损伤三叉神经，观察岩上窦，该窦前通海绵窦，后通横窦。

② 自颞骨岩部尖端的前面切除硬脑膜，暴露三叉神经节，节的下方有 3 个分支，即眼神经、上颌神经和下颌神经，追踪下颌神经到卵圆孔，并观察穿卵圆孔的导静脉、分布于三叉神经节和脑膜的脑膜副动脉。上颌神经和眼神经位于海绵窦的外侧壁内，追踪上颌神经到圆孔，追踪眼神经及其 3 个分支（泪腺神经、额神经、鼻睫状神经）到眶上裂，鼻睫状神经分出较早。去除海绵窦外侧壁时，可见窦内有纤细的小梁网，网眼内有血块。

③ 保留动眼神经和滑车神经穿过硬脑膜的孔，追踪该二神经至眶上裂，动眼神经尚未到达时已分为 2 支，勿用镊子夹神经，以免损伤。

④ 除去剩余的海绵窦外侧壁，颈内动脉位于窦内，交感神经丛围绕动脉壁。找出颈内动脉外侧的展神经，并追踪至眶上裂。

（4）解剖岩大、小神经　在岩部前面的硬脑膜下寻找岩大、小神经。岩大神经到破裂孔，与岩深神经汇合成翼管神经。岩小神经位于岩大神经的外侧，一般经卵圆孔出颅入耳神经节。

3. 颅后窝

（1）在枕内粗隆附近沿硬脑膜窦寻找窦汇，观察其属支。窦汇处在颅骨上可见一浅窝。

（2）依次剖开横窦和乙状窦，直到颈静脉孔。观察乳突导静脉开口于乙状窦后壁的中份。

（3）去除遮盖颈静脉孔的硬脑膜，找出止于颈静脉孔前份的岩下窦，该窦位于颞骨岩部与枕骨基底部之间。

（4）切开颅后窝的斜坡，观察基底窦。

三、实验报告

人体解剖学实验报告（二十三）

实验组别　　　　　　成绩　　　　　　填表人　　　　　　日期

开颅取脑	解剖完成情况			
	符合要求	未彻底	结构损坏	发现变异
1. 上矢状窦和蛛网膜颗粒				
2. 大脑镰				
3. 小脑幕				
4. 硬脑膜窦：下矢状窦				
直窦				
窦汇				
横窦				
乙状窦				
5. 鞍膈和垂体				
6. 海绵窦				
7. 三叉神经（节）				
8. 颈内动脉和展神经				

未达到实验要求的原因分析：

发现结构变异的描述：

注：每次课结束后，实验组之间进行相互评价，在相应的栏目打"√"。

填图（二十三）

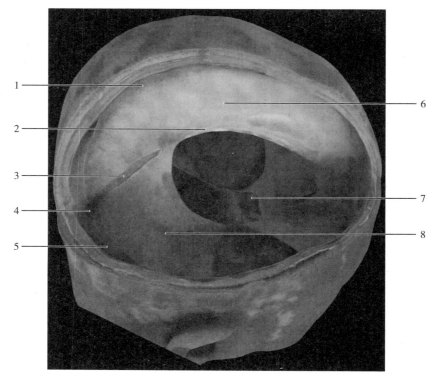

硬脑膜静脉窦

1 _____ 2 _____ 3 _____

4 _____ 5 _____ 6 _____

7 _____ 8 _____

头部习题

一、填空

1. 头部以下颌骨下缘_____、_____、_____和_____的连线与颈部分界。

2. 颅顶的板障静脉通常可归纳为_____、_____、_____和_____ 4 组。

3. 垂体位于_____内，借_____穿过_____与第三脑室的灰结节相连。

4. 在海绵窦的外侧壁内，自上而下排列的神经是_____、_____、_____和_____。

5. 颅中窝的圆孔、卵圆孔和棘孔内分别有 _____、_____ 和 _____ 通过。

6. 眼球壁由外向内分为 _____、_____ 和 _____ 三层。其中位于外面的一层，可分为前部的 _____ 和后部的 _____ 两部分。

7. 角膜无色透明，不含 _____，但有丰富的 _____，所以感觉敏锐，为眼的 _____ 装置之一。

8. 血管膜由前向后可分为 _____、_____ 和 _____ 三部。

9. 调节瞳孔大小的平滑肌有 _____ 和 _____。调节晶状体凸度的平滑肌为 _____。

10. 眼球壁的中膜内含有丰富的 _____ 和 _____，故中膜有 _____ 和 _____ 的作用。

11. 虹膜中央有一圆孔，称为 _____，在强光刺激下，_____ 收缩，瞳孔 _____；在弱光环境中，_____ 收缩，瞳孔 _____。

12. 视网膜的内层排列着三层神经细胞，由外向内依次为 _____、_____ 和 _____。

13. 用眼底镜检查时，在视网膜后部可观察到的重要结构有 _____、_____ 和 _____。

14. 眼球的屈光装置由前向后依次包括 _____、_____、_____ 和 _____。

15. 房水由 _____ 产生，最后经 _____ 汇入眼静脉。房水除有屈光作用外，还具有 _____ 和 _____ 的作用。

16. 晶状体位于 _____ 与 _____ 之间，当晶状体发生混浊而影响视力时，临床上称为 _____。

17. 内直肌瘫痪时，瞳孔偏向 _____。上直肌收缩时，瞳孔转向 _____ 方。

18. 眼动脉由 _____ 发出，其中最重要的分支为视网膜中央动脉，它伴视神经进入眼球，在 _____ 处穿出，再分为 _____、_____、_____ 和 _____ 4 支，营养视网膜内层。

19. 眼静脉收集眼球及眼副器的静脉血。眼静脉内无静脉瓣，故血液可向后注入 _____，向前与 _____ 吻合。

20. 外耳包括 _____、_____ 和 _____。

21. 检查成人鼓膜时，需将耳郭拉向 _____ 方，使 _____ 变直，以便观察到鼓膜。检查儿童鼓膜时，应将耳郭拉向 _____ 方。

22. 中耳鼓室位于 _____ 与 _____ 之间，为 _____ 内的含气的小腔。

23. 听小骨包括_____、_____和_____。其中_____附着于鼓膜，_____连于前庭窗。

24. 骨迷路由后向前可分为_____、_____和_____三部分。

二、名词解释

1. 帽状腱膜

2. 鞍区

3. 头皮

4. 感受器

5. 巩膜静脉窦

6. 盲点

7. 眼房

8. 光锥

9. 螺旋器

10. 眼轴

11. 虹膜角膜角

12. 黄斑

13. 穹窿结膜

14. 第二鼓膜

15. 壶腹嵴

附录　解剖常用器械及使用方法

　　人体解剖通用的器械即为外科常用器械。掌握了各种手术器械的结构特点和基本性能，养成正确、正规使用手术器械的习惯，就为将来在手术中"稳、准、快、细"的操作奠定了基础。

一、手术刀

　　1. 组成及作用

　　手术刀分为刀片和刀柄两部分，用时将刀片安装在刀柄上。可用血管钳（或持针钳）夹持刀片安装，以免割伤手指。手术刀一般用于切开和剥离组织。

　　2. 执刀法

　　正确执刀方法有以下四种：

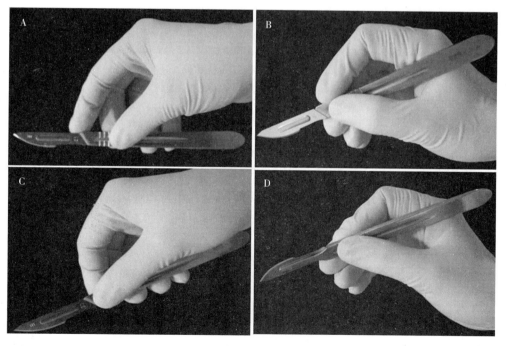

附图 1　手术刀执刀方法

A 执弓式　B 执笔式　C 握持式　D 反挑式

（1）**执弓式**　常用的执刀法，拇指在刀柄下，食指和中指在刀柄上，腕部用力。用于较长的皮肤切口（附图1A）。

（2）**执笔式**　动作的主要力在指部，为短距离精细操作，用于解剖血管、神经、腹膜切开和短小切口等（附图1B）。

（3）**握持式**　握持刀比较稳定，切割范围较广，用于使力较大的切开。如截肢、肌腱切开，较长的皮肤切口等（附图1C）。

（4）**反挑式**　全靠在指端用力挑开，多用于脓肿切开，以防损伤深层组织（附图1D）。

无论哪一种持刀法，都应以刀刃突出面与组织呈垂直方向，逐层切开组织，不要以刀尖部用力操作。做皮肤切口时，垂直于皮肤入刀，刀尖穿透皮肤后，刀柄向后倾斜45°，将皮肤划开，至切口终点，将刀柄恢复至垂直皮肤并提起。注意执刀要适中，过高控制不稳，过低又妨碍视线。附图2所示都是错误的执刀方法。

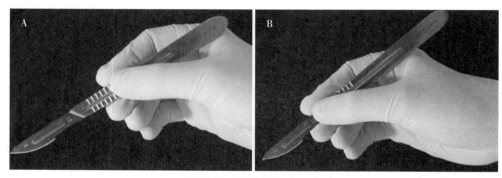

附图2　错误的执刀方法

A 执筷式，且手的位置太高　B 执刀太低

二、手术剪

手术剪可分为组织剪、线剪及拆线剪等。其中，组织剪锐利而精细，适用于解剖、剪断或分离剪开组织。正确持剪刀法为拇指和第四指分别插入剪刀柄的两环，中指放在第四指环的剪刀柄上，食指压在轴节处起稳定和向导作用，正确操作如附图3A所示。在解剖长血管和神经时，可用手术剪沿着长血管和神经两侧划离组织，将其从筋膜中剖出。

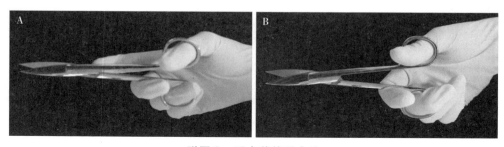

附图3　手术剪使用方法

A 正确持手术剪的姿势　B 错误持手术剪的姿势

三、血管钳和组织钳

血管钳又称止血钳。血管钳临床上用于钳夹血管或出血点，也可用于牵引缝线、拔出缝针，或代镊使用。由于钳的前端平滑，易插入筋膜内，不易刺破静脉，也供分离解剖组织用。活体手术时不宜夹持皮肤、脏器及较脆弱的组织，以免引起组织坏死或破碎。而在解剖操作时，因其夹持稳固，可用于钳夹提起皮肤。

组织钳对组织的压迫较血管钳轻，一般用于夹持软组织。

血管钳和组织钳的使用基本同手术剪，但放开时用拇指和食指持住血管钳或组织钳的一个环口，中指和无名指挡住另一环口，将拇指和无名指轻轻用力对顶即可（附图4A）。

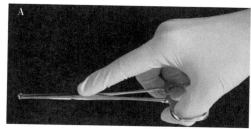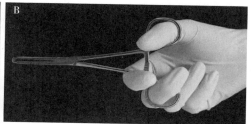

附图4 组织钳使用方法

A 正确持钳法 B 错误持钳法

四、手术镊

手术镊用于夹持和提起组织，以利于解剖及缝合，也可夹持缝针及敷料等。有不同的长度，分为有齿镊和无齿镊二种：

1. 有齿镊

有齿镊又称组织镊，镊的尖端有齿，齿又分为粗齿和细齿，粗齿镊用于夹持较硬的组织，损伤性较大，细齿镊用于精细手术，如肌腱缝合、整形手术等。解剖操作中，因其尖端有钩齿、夹持牢固，适于翻开皮瓣时提起皮肤。

2. 无齿镊

无齿镊又称平镊或敷料镊。其尖端无钩齿，用于夹持脆弱的组织、脏器及敷料。平镊对组织损伤较轻，用于提夹血管、神经。正确持镊是用拇指对食指与中指，执二镊脚中、上部（附图5A）。

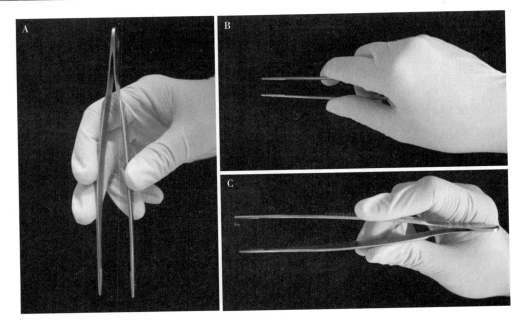

附图5　持镊法

A 正确执镊方法　B、C 错误执镊方法

　　以上为局部解剖操作常用的器械。此外，在局部解剖中，还会用到骨科剪、肋骨剪、骨凿、锯弓和开颅器等工具。

习题答案

下肢习题答案

一、填空

1. 前　后

2. 足背静脉弓内侧端　内踝前方　股骨内侧髁后部　外下方　隐静脉裂孔

3. 足背静脉弓的外侧　腘静脉　腓肠　腓肠内侧皮

4. 长收肌　股薄肌　短收肌　耻骨肌　髋、膝　闭孔外肌　大收肌

5. 旋髂浅静脉　腹壁浅静脉　阴部外静脉　股内侧浅静脉　股外侧浅静脉　小腿上 2/3　股部下 1/3　内踝前方

6. 髂后上棘与坐骨结节连线的上、中 1/3 交点　坐骨结节与股骨大转子连线的中、内 1/3 交点　股骨两髁之间的中点

7. 胫骨前肌　胫骨后肌　腓骨长肌　腓骨短肌

8. 脐以下腹壁　臀区　会阴　外生殖器及肛门　下肢大部分

9. 大腿中 1/3 内侧份　缝匠肌和大收肌　股内侧肌　长收肌及大收肌　隐神经　股动脉　股静脉

10. 膝上内侧动脉　膝上外侧动脉　膝中动脉　膝下内侧动脉　膝下外侧动脉　膝降动脉　旋股外侧动脉的降支　胫前返动脉

11. 趾长伸肌腱　踇长伸肌腱　胫骨前肌腱　足背动脉

12. 半腱肌和半膜肌　股二头肌　腓肠肌内侧头　腓肠肌外侧头　腘筋膜　股骨腘面　膝关节囊后部　腘肌

13. 梨状肌上孔　梨状肌下孔

14. 臀上神经　臀上动脉　臀上静脉

15. 腹股沟韧带　缝匠肌内侧缘　长收肌内侧缘

16. 腹壁浅动脉　旋髂浅动脉

17. 髂胫束　隐静脉裂孔　卵圆窝　筛筋膜

18. 3　旋股内侧　旋股外侧　穿

19. 腓骨颈处　臀大肌　股二头肌长头

二、名词解释

1. 腘窝

膝关节后方的一个菱形窝。界线：上外侧壁为股二头肌，上内侧壁为半腱肌和半膜肌，下内侧壁为腓肠肌内侧头，下外侧壁为腓肠肌外侧头，顶为腘筋膜，窝底由上而下依次为股骨的腘面、膝关节囊后部、腘肌。内容：由浅至深依次为胫神经、腘静脉与腘动脉。其外上界还有腓总神经，血管周围还有腘深淋巴结。

2. 分裂韧带

深筋膜在内踝后下方与跟骨内侧面之间增厚，形成的屈肌支持带称为分裂韧带。它与内踝、跟骨内侧面共同构成踝管。分裂韧带向深部发出的纤维隔构成 4 个纤维管，管内由前向后依次有胫骨后肌腱，趾长屈肌腱，胫后动、静脉，胫神经，跗长屈肌腱。

3. 踝管

为小腿与足底之间的通道，位于踝关节内侧，由屈肌支持带与内踝、跟骨内侧面共同构成。屈肌支持带向跟骨发出 3 个纤维隔，形成 4 个骨性纤维管，踝管内由前向后依次为：胫骨后肌腱及其腱鞘、趾长屈肌腱及其腱鞘、胫后动脉、胫后静脉、胫神经、跗长屈肌腱及其腱鞘。

4. Nelaton 线

侧卧，髋关节半屈位，自坐骨结节至髂前上棘的连线，称为 Nelaton 线。正常情况下，此线恰好通过股骨大转子尖。若大转子尖向上方或下方移位时，即为异常。多见于髋关节脱位或股骨颈骨折。

5. Kaplan 点

仰卧位，双腿伸直并拢，左、右髂前上棘在同一平面上，左、右大转子尖经同侧髂前上棘各做一条延长线。正常情况下，两线在脐上方相交点，称为 Kaplan 点。当髋关节脱位或股骨颈骨折时，该点常在脐下，且偏向健侧。

6. 颈干角

股骨颈与股骨干之间形成颈干角。成人平均为 127°（125° ~ 130°），大于此角者，为髋外翻；小于此角者为髋内翻。

7. 隐静脉裂孔

阔筋膜在腹股沟韧带中、内 1/3 交界处的下方约一横指处或耻骨结节下外方约 3 ~ 4 cm 处，形成一个卵圆形的凹陷，称为隐静脉裂孔(或卵圆窝)。

8. 股鞘

股鞘为腹横筋膜与髂筋膜向下延续包绕于股动脉、静脉上部形成的筋膜鞘，呈漏斗形，长 3 ~ 4 cm，向下与股血管的外膜融合为血管鞘。

9. 股管

股管位于股鞘内侧份，长 1 ~ 1.5 cm，男、女无明显差异。其前界为腹股沟韧带、腹横筋膜、阔筋膜及隐静脉裂孔镰状缘的上端和筛筋膜；后界为髂腰筋膜、耻骨梳韧带、耻骨肌及其筋膜；内侧界为腔隙韧带及股鞘内侧壁；外侧界为股静脉内侧的纤维隔。

10. 股环

股管的上口称为股环，为卵圆形，由腹股沟韧带、腔隙韧带、耻骨梳韧带和股静脉内侧的纤维隔所围成。

11. 收肌管

收肌管位于股前内侧中 1/3 段，长约 15 cm，呈三棱形间隙。其前壁是张于股内侧肌与长收肌间的收肌腱板，腱板的前方为缝匠肌所覆盖；管的外侧壁为股内侧肌；后壁为长收肌及大收肌。

12. 足弓

足弓是由跗骨与跖骨借韧带、关节连接而成。足弓可分为内、外侧纵弓及横弓。

13. 内侧纵弓

内侧纵弓较高，由跟骨、距骨、足舟骨、第 1~3 楔骨和第 1~3 跖骨及其间的连结构成。

14. 横弓

横弓由骰骨、第 1~3 楔骨、第 1~5 跖骨的基底部及其间的连结构成。

上肢习题答案

一、填空

1. 肱三头　肱骨桡神经沟　桡神经　肱深血管
2. 旋前圆　旋后　尺侧腕屈
3. 掌腱膜　掌浅弓　正中神经和尺神经浅支　指浅、深屈肌腱和蚓状肌　掌深弓和尺神经深支
4. 指浅屈肌腱　指深屈肌腱　拇长屈肌腱　正中神经
5. 手背静脉网的桡侧　肘正中静脉　贵要静脉　外　锁胸　腋
6. 腋静脉　胸外侧血管　胸背血管
7. 中节指骨底　骨间　蚓状　远节指骨底
8. 肱骨外上髁　桡骨头　尺骨鹰嘴尖端　肘后窝　桡骨头
9. 冈上肌　三边孔　四边孔
10. 手指腱纤维鞘　手指腱滑膜鞘　远节指骨底　掌指关节的近侧
11. 尺神经　正中神经　桡神经
12. 前臂骨间膜　内侧肌间隔　外侧肌间隔
13. 掌腱膜　指屈肌腱　尺动脉　桡动脉掌浅支
14. 肱深　尺侧上副　四边　旋肱后　肱　尺　深
15. 贵要静脉　肱动脉　肱静脉　正中神经　尺神经　头静脉　前臂外侧皮神经

16. 拇长展肌腱　拇短伸肌腱　拇长伸肌腱

17. 头　锁胸　腋静脉

18. 正中　尺　正中神经

19. 肱　桡　尺

二、名词解释

1. 指背腱膜

指背腱膜(外科常称为伸肌腱帽)主要由指伸肌腱延续而来。指伸肌腱在越过掌骨头后向两侧扩展，包绕近节指骨背面，并向远侧分为 3 束，有骨间肌和蚓状肌的腱纤维参加。

2. 肱骨肌管

肱骨肌管(桡神经管)为肱三头肌的内、外侧头，长头与肱骨桡神经沟之间形成的一个旋绕肱骨中份后面的管道，有桡神经及伴行的肱深血管通过。

3. 手背皮下间隙

手背皮下间隙是手背浅筋膜与手背腱膜之间的间隙。

4. 腕管

腕管由屈肌支持带和腕骨沟共同围成，内有指浅、指深屈肌腱和拇长屈肌腱等 9 条肌腱和正中神经通过。

5. 鱼际间隙

鱼际间隙又称拇收肌间隙，位于手心外侧半。前界为示指屈肌腱，第 1 蚓状肌及掌中隔，后界为拇收肌筋膜，内侧以掌中间隙为界，外侧是掌外侧肌间隔。鱼际间隙近侧是密闭的，远侧经第 1 蚓状肌管与示指背侧相交通。

6. 掌深弓

掌深弓由桡动脉末端和尺动脉掌深支组成，位于指屈肌腱和掌骨及骨间肌之间，其分支为 3 条掌心动脉，至掌指关节附近汇入相应指掌侧总动脉。弓的凸缘在掌浅弓近侧，约平腕掌关节高度。

7. 指髓间隙

在指深屈肌腱止点远侧，皮肤和远节指骨远侧 4/5 的掌侧骨膜之间有纤维隔相连，此隔将指腹的脂肪分成小叶，形成指髓间隙，又称为密闭间隙，内有血管和神经。

8. 方肩

肱骨外科颈骨折，肩关节脱位或腋杖的压迫，都可损伤腋神经而致三角肌瘫痪，臂不能外展及三角肌区皮肤感觉丧失。由于三角肌瘫痪萎缩，肩部骨突耸起，失去圆隆的外观而呈"方肩"。

9. 肘窝

肘窝位于肘关节的前方，为三角形陷凹，其上界为肱骨内、外上髁的连线，外侧界为肱桡肌，内侧界为旋前圆肌，窝底为肱肌的下份。肘窝内有肱二头肌腱，肱动、静脉的下端，桡动、静脉，尺动、静脉的上端，此外还有正中神经及桡神经上端。

10. 鱼际鞘

鱼际鞘或称外侧鞘，由鱼际筋膜、外侧肌间隔和第 1 掌骨围成，内有鱼际肌（拇收肌除外）、拇长屈肌腱及其腱鞘以及拇指的血管、神经等。

11. 肘关节动脉网

肘关节周围动脉网由肱动脉、尺动脉及桡动脉的几条分支在肘关节前后吻合而成。在肘关节前面结扎桡动脉时，此动脉网可起到侧支循环作用。

12. 肌腱袖

肌腱袖是由冈上肌、冈下肌、小圆肌和肩胛下肌的肌腱，在肩关节囊周围连成腱板，围绕肩关节前、后和上方，分别止于肱骨大、小结节，并与关节囊愈着。

13. 外科颈

肱骨上端与体交界处稍细，称为外科颈。临床上较易发生骨折。

14. 腋鞘

腋鞘由椎前筋膜延续包绕腋血管及臂丛而成。腋血管、臂丛及腋淋巴结之间有疏松结缔组织填充，并沿血管、神经末梢与邻近各区相交通。向上经腋鞘达颈根部；向下达臂前、后区；向后经三边孔、四边孔分别与肩胛区、三角肌区相交通；向前通胸肌间隙。

15. 肘后三角

正常肘关节屈肘呈直角时，鹰嘴与肱骨内、外上髁，三点成一尖向远侧的等腰三角形，称为肘后三角；肘关节伸直时，三点成一直线。当肘关节脱位或骨折时，以上正常关系发生改变。

<h1 style="text-align:center">颈部习题答案</h1>

一、填空

1. 胸膜顶前上方　前斜角肌后方　第 1 肋

2. 下颌骨下缘　下颌角　乳突尖　上项线　枕外隆凸　胸骨颈静脉切迹　胸锁关节锁骨上缘　肩峰　第 7 颈椎棘突

3. 胸锁乳突肌后缘　斜方肌前缘　肩胛舌骨肌下腹上缘

4. 胸锁乳突肌后缘　肩胛舌骨肌下腹　锁骨

5. 喉前淋巴结　甲状腺淋巴结　气管前淋巴结　气管旁淋巴结

二、名词解释

1. 颈动脉鞘

颈动脉鞘上起自颅底，下续纵隔。为颈筋膜中层所构成，包绕着颈总动脉和颈内动脉（位于前内侧）、颈内静脉（位于前外侧）和迷走神经（居于二者的后方）。

2. 颈袢

第 1 颈神经前支的部分纤维组成颈袢上根，第 2、3 颈神经前支的纤维组成颈袢下根，两根在环状软骨弓平面于颈动脉鞘表面合成颈袢，由袢发出分支支配舌骨下肌群。

3. 胸膜顶

胸膜顶为覆盖肺尖部的壁胸膜，突入颈根部，高出锁骨内 1/3 上缘 2～3 cm。其前方为前斜角肌及锁骨下动脉；内侧在右侧为头臂干，左侧为左颈总动脉；外侧有中斜角肌及臂丛跨过。其上面的胸内筋膜对胸膜顶起固定作用。

4. 椎动脉三角

椎动脉三角外侧为前斜角肌，内侧为颈长肌，下为锁骨下动脉第 1 段，尖为第 6 颈椎横突前结节，后有胸膜顶等，前有颈动脉鞘、膈神经和胸导管等。三角内主要结构为椎动、静脉，甲状腺下动脉，交感干和颈胸神经节等。

5. 静脉角

锁骨下静脉和颈内静脉合成头臂静脉后向外开放的角称为静脉角，左静脉角有胸导管注入，右静脉角有右淋巴导管注入，淋巴液自该处汇入静脉。

6. Virchow 淋巴结

左侧斜角肌淋巴结称为 Virchow 淋巴结，在前斜角肌前方，胃癌或食管下部癌转移时可累及该淋巴结。

7. Horner syndrome

由于支配头部的交感神经节前神经元在脊髓胸段上部，而节后神经元在颈上神经节，故脊髓胸段上部的损害，或胸交感干上段以及颈交感干任何部位的阻断，均可引起同侧面部无汗，眼裂变窄，眼球内陷和瞳孔缩小等征象，称为霍纳综合征（Horner syndrome）。

8. 颈动脉窦

颈内动脉起始处的膨大部分，壁内有特殊的感觉神经末梢（压力感受器）。当动脉压升高时，引起窦壁扩张，刺激神经末梢，向中枢发放神经冲动，反射性引起心跳减慢、末梢血管扩张，从而降低血压。

9. 胸骨上间隙

颈深筋膜的浅层在胸骨柄上缘 3～4 cm 处，分为浅、深两层，向下分别附于胸骨柄的前、后缘，两层之间为胸骨上间隙，内有颈静脉弓、颈前静脉下段、胸锁乳突肌胸骨头、淋巴结和脂肪等。

面部习题答案

一、填空

1. 上颞线　颧弓上缘

2. 内眦静脉　眼上静脉　面深静脉

3. 颊区　腮腺咬肌区　面侧深区

4. 颈外动脉　颞浅动脉　颞浅静脉　耳颞神经　下颌后静脉

5. 茎乳孔　腮腺

二、名词解释

1. 面部"危险三角"

面静脉经眼静脉与颅内海绵窦交通，口角平面以上的一段面静脉常无瓣膜，因此在两侧口角至鼻根连线的三角区内，若发生化脓性感染时，易经上述途径逆行至海绵窦，导致颅内感染，故把此区称为面部"危险三角"。

2. 腮腺床

腮腺的深面与茎突诸肌及深部的颈内动、静脉，舌咽、迷走、舌下及副神经相邻，这些结构共同形成"腮腺床"，紧贴腮腺深面，并借茎突与位于其浅面的颈外动脉分开。

3. 腮腺鞘

腮腺鞘由颈深筋膜浅层向上延续包绕腮腺而形成。分浅、深两层，浅层致密，与腮腺连接紧密，并发出许多间隔深入到腮腺实质内，将腮腺分隔成许多小叶；而深层薄弱且不完整，腮腺化脓时不易从浅层穿透，而突入深部形成咽旁脓肿。由于腮腺鞘的特点，炎症时常引起剧痛，切开排脓时，应注意引流每一脓腔。

4. 翼丛

翼丛为位于颞下窝内，翼内、外肌与颞肌之间的静脉丛，收纳与上颌动脉分支伴行的静脉，最后汇合成上颌静脉，回流到下颌后静脉。翼丛经眼下静脉与颅内海绵窦交通，经面深静脉与面静脉相通，故面部"危险三角"区感染时，可经翼丛导致颅内感染。

5. 咬肌间隙

咬肌间隙为位于咬肌深部与下颌支上部之间的狭隙，咬肌的血管神经即通过下颌切迹穿入此，从深面进入咬肌，此间隙的前方紧邻下颌第三磨牙，许多牙源性感染有可能扩散至此间隙。

6. 翼下颌间隙

翼下颌间隙位于翼内肌与下颌支之间，与咬肌间隙仅隔以下颌支，两间隙经下颌切迹相通，此间隙内有舌神经、下牙槽神经和同名动、静脉通过。下牙槽神经阻滞，即把麻醉药注射于此间隙内，牙源性感染常累及此间隙。

胸部习题答案

一、填空

1. 胸壁　膈　肺　胸膜囊　纵隔

2. 胸膜隐窝　肋膈隐窝　肋纵隔隐窝

3. 肋胸膜　膈胸膜　纵隔胸膜　胸膜顶

4. 胸肌淋巴结　胸骨旁淋巴结　尖淋巴结　锁骨上淋巴结

5. 锁骨下动脉　肋间前支　心包膈动脉　肌膈动脉　腹壁上动脉

6. 第 6 肋　第 8 肋　第 10 肋　第 10 胸椎棘突

7. 左膈神经　左迷走神经　左肺动脉　动脉韧带　左喉返神经　心浅丛

8. 胸骨角　头臂干　左颈总动脉　左锁骨下动脉　胸主

9. 肺上静脉　肺动脉　主支气管　肺下静脉

10. 上叶支气管　肺动脉　中下叶支气管　肺上静脉　肺下静脉

11. 肺动脉　主支气管　肺上静脉　肺下静脉

12. 左锁骨下动脉　主动脉弓　脊柱　胸主动脉　心包　膈

13. 胸骨、肋软骨内侧部　脊柱胸段　纵隔胸膜　胸廓上口　膈

14. 肋角外侧　中部

二、名词解释

1. 胸骨角

胸骨柄与体连接处微向前突的角，平对第 4 胸椎下缘，两侧接第 2 肋软骨，体表易触及，是计数肋和肋间隙的标志。

2. 肺根

出入肺门各结构的总称，外包以胸膜。两肺根各结构位置关系由前向后相同，即上肺静脉、肺动脉和支气管。由上而下，左、右略有不同。左肺根为肺动脉、支气管、肺静脉。右肺根为上叶支气管、肺动脉、中下叶支气管和肺静脉。

3. 肺门

两侧肺纵隔面中部的凹陷为肺门，又称为第一肺门，有主支气管，肺动、静脉，支气管动、静脉，淋巴管和肺丛等出入。

4. 胸膜隐窝

脏、壁胸膜之间大部分互相贴近，故胸膜腔是潜在的腔隙，但在壁胸膜各部互相转折处，肺缘不能伸入其内，这些部位的胸膜腔称为胸膜隐窝。

5. 肋膈隐窝

由肋胸膜与膈胸膜转折处与肺下外缘之间形成，呈半环形，最大且位置最深，即使深吸气也不能完全被肺所充满。肋膈隐窝是胸膜腔的最低点，胸膜腔积液首先积聚于此。

6. 胸膜腔

胸膜腔是脏、壁胸膜在肺根处互相延续共同围成左、右各一的密闭窄隙。胸膜腔压力低于大气压，呈负压状态。在壁胸膜各部转折处，脏、壁胸膜之间留有一定的间隙，形成胸膜隐窝。

7. 肺段

每一肺段支气管及其所属的肺组织为一支气管肺段。肺段呈锥形，尖朝向肺门，底朝向肺表面，内有肺段支气管、肺段动脉和支气管血管支伴行。

8. 锁胸筋膜

胸前外侧区的深筋膜深层张于喙突、锁骨下肌和胸小肌上缘的部分称为锁胸筋膜。其深面有胸外侧神经和胸肩峰动脉的分支穿出至胸大、小肌，头静脉和淋巴管穿经此筋膜入腋腔。

9. 腰肋三角

位于膈的腰部与肋部起点之间，三角形，尖向上，底为第 12 肋。腹腔器官可经三角突向胸腔成膈疝。其前方与肾后面相邻，后方有肋膈隐窝，肾手术时应注意保护胸膜。

10. 心包三角

两侧胸膜前界在第 2~4 胸肋关节高度靠拢，向上、下分开，形成两个三角形无胸膜区。上方者为胸腺三角，下方者为心包三角。

11. 纵隔

纵隔是左、右纵隔胸膜间的器官、结构及其结缔组织的总称。位于胸腔正中偏左，呈矢状位，分隔左、右胸膜囊和肺。

12. 心包横窦

心包横窦是心包腔在位于升主动脉、肺动脉与上腔静脉、左心房之间的部分。其大小可容一指，是心血管手术阻断血流的部位。

13. 心包斜窦

心包斜窦是心包腔在位于两侧肺上、下静脉，下腔静脉、左心房后壁与心包后壁之间的部分，心包腔积液常积聚于此而不易引流。

14. 心包前下窦

心包前下窦是浆膜心包壁层前部与下部移行处的腔，深 1~2 cm，位置较低，心包腔积液常积聚于此。

15. 动脉圆锥

右心室腔向上延伸的流出道向上逐渐变细，呈倒置的漏斗形，称为动脉圆锥或漏斗。

16. 隔缘肉柱

右心室内有一束肌肉从室中隔连至前乳头肌根部，称为隔缘肉柱或节制带。

17. 食管上三角

食管上三角由左锁骨下动脉、主动脉弓和脊柱围成，三角内可见胸导管和食管上份。

18. 食管下三角

食管下三角由胸主动脉、心包和膈围成，三角内可见食管下份。

19. 动脉导管三角

动脉导管三角位于主动脉弓的左前方，前界为左膈神经，后界为左迷走神经，下界为左肺动脉。内有动脉韧带、左喉返神经和心浅丛，该三角是手术寻找动脉导管的标志。

20. 动脉韧带

动脉韧带为一纤维结缔组织索，长 0.3 ~ 2.5 cm，宽 0.3 ~ 0.6 cm，是胚胎时期动脉导管的遗迹，连于主动脉弓下缘与肺动脉起始部，位于左、右肺动脉的分叉处稍左侧。

21. 食管后隐窝

右侧纵隔胸膜在肺根以下常突至食管后方达中线，形成食管后隐窝，在左胸入路的食管下段手术时，有破入右侧胸膜腔的可能。

22. 乳房悬韧带

乳腺腺叶间结缔组织中有许多与皮肤垂直的纤维束，一端连于皮肤和浅筋膜浅层，一端连于浅筋膜深层，该纤维束称为乳房悬韧带或 Cooper 韧带。因韧带两端固定，无伸展性，乳腺癌时该处皮肤出现凹陷。

腹部习题答案

一、填空

1. 肾筋膜　脂肪囊　纤维囊

2. 右锁骨中线　第 5 肋　左第 6　前正中线左侧 5 cm

3. 胃大弯　横结肠　中结肠动脉

4. 与肾盂相移行处　与髂血管交叉处　壁内段

5. 幽门窦　幽门管　胃窦

6. 腹直肌鞘前层　腹直肌　腹直肌鞘后层　腹横筋膜　腹膜外组织

7. 腹上　季肋　外侧　腹下　髂

8. 十二指肠及横结肠　幽门　结肠右曲　右锁骨中线或右腹直肌外缘　右肋弓

9. 幽门前静脉（或幽门静脉）　胃右静脉　门静脉

10. 胰头　上部　降部　水平部　升部

11. 输精管　睾丸动脉和蔓状静脉丛　输精管动/静脉丛　神经和淋巴管　腹膜鞘突的残余（鞘韧带）等

12. 最膨大　贲门部　胃底部　胃体部　幽门部

二、名词解释

1. 弓状线（腹壁的）

在脐下 4 ~ 5 cm 处，3 层扁肌的腱膜均移行至腹直肌前层，腹直肌鞘的后层缺如，形成一弓状游离缘，称为弓状线。

2. 半月线(腹壁的)

腹直肌鞘前、后层在腹直肌外缘合拢在一起由上到下构成一略弯凸向外的结构，称为半月线。

3. 腹股沟镰(联合腱)

腹内斜肌与腹横肌下缘纤维在腹直肌外缘呈腱性融合，位于精索后方，称为腹股沟镰或腱。

4. 反转韧带

腹股沟管浅环的外侧脚有部分纤维经精索深面与内侧脚后方向内上反转，附着于白线称为反转韧带。

5. 胃床

胃后壁隔网膜囊与胰、左肾上腺、左肾、脾、横结肠及其系膜等相邻，即所谓的"胃床"。

6. 肝蒂

肝蒂为出入肝门的肝管、肝固有动脉、门静脉、淋巴管和神经等的总称。

7. Glisson 系统

门静脉、肝动脉、肝管三者及其分支和属支在肝内伴行，而且都被结缔组织包绕形成 Glisson 系统，是肝脏分叶、分段的基础。

8. 第一肝门

肝的脏面界于左、右纵沟之间的横沟，横沟有肝左、右管，门静脉左、右支，肝固有动脉左、右支，淋巴管及神经等出入。此处称为肝门或第一肝门。

9. 第二肝门

在肝腔静脉沟的上部，肝左、中、右静脉出肝之处称为第二肝门。

10. 第三肝门

在肝腔静脉沟的下部，肝右下静脉及尾状叶静脉出肝处称为第三肝门。

11. Hartmann 囊

胆囊颈起始部膨大，形成 Hartmann 囊，胆囊结石多停留于此囊中。

12. 胆囊三角(Calot 三角)

该三角由胆囊管、肝总管和肝下面三者组成。胆囊动脉常于该三角内起自肝右动脉，异常的胆囊动脉常行经肝总管或胆总管的前方，手术时应予以注意。

13. 副胰管

副胰管位于胰头上部、胰管的上方，主要引流胰头前上部的胰液，开口于十二指肠小乳头。

14. Mcburney 点

在脐与右髂前上棘连线的中 1/3 和外 1/3 交界处，是阑尾根部的体表投影点，称为 Mcburney 点。

15. 海氏三角（Hesselbach 三角）

腹壁下动脉、腹直肌外侧缘和腹股沟韧带内侧半所围成的三角形区域，称为腹股沟三角，也称为海氏三角。

16. 网膜孔（Winslow 孔）

网膜孔是网膜囊与腹腔之间的唯一通道，其前界为肝十二指肠韧带，后界隔壁腹膜与下腔静脉相邻，上界是肝的尾状叶，下界是十二指肠上部。

17. 肾角（脊肋角）

腹后壁第 12 肋下缘和竖脊肌外缘的交角，称为肾角或脊肋角，为肾门在腹后壁的体表投影。肾有病变时此角处常有压痛或叩击痛。

18. 肾旁脂体（肾旁脂肪）

肾后筋膜的后面存在大量的脂肪组织，称为肾旁脂体。

19. 肾窦

肾门向肾内续于一个较大的腔，称为肾窦。由肾实质围成，窦内含有肾动脉、肾静脉的主要分支与属支、肾小盏、肾大盏、肾盂和脂肪组织等。

20. Treitz 韧带

即十二指肠悬韧带，由纤维组织和肌组织构成，从十二指肠空肠曲上面，向上连至膈脚，有上提十二指肠空肠曲的作用，也是寻找空肠起始部位的标志。

盆腔及会阴习题答案

一、填空题

1. 大骨盆　小骨盆　界线

2. 肛动脉　会阴动脉　阴茎动脉

3. 耻骨盆面　膀胱　膀胱前隙

4. 骶髂关节　腰骶干　输尿管

5. 输尿管　卵巢血管　子宫圆韧带

6. 髂外淋巴结　髂内淋巴结　骶淋巴结　髂总淋巴结

7. 梨状肌上孔　梨状肌下孔

8. 耻骨阴道肌（男性为前列腺提肌）　耻骨直肠肌　耻尾肌　髂尾肌

9. 直肠子宫陷凹　子宫　阴道后穹部

10. 前叶　中叶　后叶　两侧叶

11. 卵巢系膜　输卵管系膜　子宫系膜

12. 会阴浅横肌　尿生殖膈

二、名词解释

1. 盆膈

盆膈又称为盆底，由盆膈上、下筋膜及其之间的肛提肌、尾骨肌所构成，封闭骨盆下口的大部分，具有支持和固定盆内脏器的作用，并与排便、分娩等有关。盆膈后部有肛管通过。

2. 盆膈裂孔

盆膈裂孔为位于尿生殖区两侧肛提肌前内缘之间的狭窄裂隙，其下方由尿生殖膈封闭，男性有尿道通过，女性有尿道和阴道通过。

3. 尿生殖膈

尿生殖膈由尿生殖膈上、下筋膜及其之间的会阴深横肌、尿道括约肌（女性为尿道阴道括约肌）所构成，有封闭盆膈裂孔、加固盆底的作用，男性有尿道通过，女性有尿道和阴道通过。

4. 耻骨后隙

耻骨后隙位于耻骨盆面与膀胱之间，又称膀胱前隙。耻骨骨折合并膀胱或尿道损伤时，常引起此隙出血、尿外渗或感染等。

5. 尿生殖三角

两坐骨结节之间的连线将会阴分成两个三角形区域，前方的三角区称为尿生殖三角，男性有尿道通过，女性有尿道和阴道通过。

6. 坐骨直肠窝

坐骨直肠窝位于肛管两侧，略似尖朝上，底向下的锥形腔隙。向前延伸至肛提肌与尿生殖膈之间形成前隐窝，向后延伸至臀大肌、骶结节韧带与尾骨肌之间形成后隐窝。窝内有阴部内动、静脉，阴部神经和大量的脂肪组织。窝内脂肪血供欠佳，又邻直肠和肛管，易感染形成脓肿或瘘管。

7. 肛直肠环

肛门外括约肌的浅、深部，耻骨直肠肌，肛门内括约肌以及直肠壁纵行肌的下部等，在肛管与直肠的移行处共同构成一个肌性环，称为肛直肠环。对括约肛门有重要作用，手术时若不慎被切断，可引起大便失禁。

8. 会阴体

会阴体即会阴中心腱，位于外生殖器（男性为阴茎根，女性为阴道前庭后端）与肛门之间。附着于会阴中心腱上的肌肉有肛门外括约肌、球海绵体肌、会阴浅横肌、会阴深横肌、尿道括约肌（女性为尿道阴道括约肌）及肛提肌等，具有加固盆底、承托盆内脏器的作用。

9. 肛提肌腱弓

肛提肌腱弓又称为盆筋膜腱弓，由闭孔内肌筋膜的上部明显增厚形成，位于耻骨体盆面与坐骨棘之间，为肛提肌起始端和盆膈上筋膜的附着处。

10. 会阴浅隙

会阴浅隙位于会阴浅筋膜（Colles 筋膜）与尿生殖膈下筋膜之间，又称为会阴浅袋，此隙向前开放。

11. 会阴深隙

会阴深隙位于尿生殖膈上、下筋膜之间，又称为会阴深袋，此隙封闭。

头部习题答案

一、填空

1. 下颌角　乳突尖端　上项线　枕外隆凸

2. 额板障静脉　颞前板障静脉　颞后板障静脉　枕板障静脉

3. 垂体窝　漏斗　鞍膈

4. 动眼神经　滑车神经　眼神经　上颌神经

5. 上颌神经　下颌神经　脑膜中动脉

6. 外膜　中膜　内膜　角膜　巩膜

7. 血管　感觉神经末梢　屈光

8. 虹膜　睫状体　脉络膜

9. 瞳孔括约肌　瞳孔开大肌　睫状肌

10. 血管　色素细胞　营养眼球内组织　吸收眼球内分散光线

11. 瞳孔　瞳孔括约肌　缩小　瞳孔开大肌　开大

12. 视锥/视杆细胞　双极细胞　节细胞

13. 视神经盘　黄斑及中央凹　视网膜中央血管的分支

14. 角膜　房水　晶状体　玻璃体

15. 睫状体　巩膜静脉窦　营养角膜、晶状体　维持眼内压

16. 角膜　玻璃体　白内障

17. 外侧　上内

18. 颈内动脉　视神经盘　视网膜鼻侧上小动脉　视网膜鼻侧下小动脉　视网膜颞侧上小动脉　视网膜颞侧下小动脉

19. 海绵窦　面静脉

20. 耳郭　外耳道　鼓膜

21. 后上　外耳道　后下

22. 鼓膜　内耳　颞骨岩部

23. 锤骨　砧骨　镫骨　锤骨柄　镫骨底

24. 骨半规管　前庭　耳蜗

二、名词解释

1. 帽状腱膜

帽状腱膜为额顶枕区软组织的第三层，前连额肌，后连枕肌，两侧逐渐变薄续于颞浅筋膜，头皮裂伤，伴有帽状腱膜横向断裂时，因枕额肌的收缩，创口裂开较大。

2. 鞍区

鞍区位于蝶骨体上面，颅中窝中央部的蝶鞍及其周围组织。此区的主要结构有垂体、垂体窝和两侧的海绵窦等。

3. 头皮

额顶枕区的浅部三层，即皮肤、皮下组织、帽状腱膜及枕额肌三层紧密愈着，难以分开，称为"头皮"。

4. 感受器

感受器是指感觉神经末梢上能够接受机体内、外环境各种刺激的特殊结构，其功能是接受刺激，并将之转变为神经冲动。该神经冲动经感觉神经传至中枢神经系统产生感觉。

5. 巩膜静脉窦

在巩膜与角膜交界处的深面，有一环形的小管，称为巩膜静脉窦，为房水回归静脉的通道。

6. 盲点

在视网膜的后部偏内侧，有一圆盘状隆起，称为视神经盘，也称为视神经乳头，此处无感光细胞，不能感光，故又称为盲点。

7. 眼房

位于角膜与晶状体之间的不规则形腔隙称眼房，被虹膜分为前房和后房，彼此借瞳孔相通。眼房内充满房水。

8. 光锥

在鼓膜的外侧面、鼓膜脐的前下方有一三角形反光区，称为光锥。光锥变形或消失是鼓膜内陷的重要标志。

9. 螺旋器

螺旋器位于内耳膜迷路蜗管的基底膜上，为听觉感受器，能接受声波的刺激。

10. 眼轴

眼球前、后面的正中点分别称为前极和后极，前、后两极的连线称为眼轴。眼轴过长或过短是近视或远视眼的成因因素之一。

11. 虹膜角膜角

虹膜与角膜交界处构成虹膜角膜角，也称为前房角，房水由此渗入巩膜静脉窦。此夹角的大小，可影响房水回流的速率。

12. 黄斑

在视神经盘颞侧稍下方约 3.5 mm 处有一黄色区域，称为黄斑，其中央凹陷处称为中央凹，是感光和辨色最敏锐的部位。

13. 结膜穹窿

睑结膜与球结膜相互折转移行处的间隙为结膜穹窿（简称结膜穹），上、下分别形成结膜上穹和结膜下穹。

14. 第二鼓膜

第二鼓膜为封闭蜗窗的结缔组织膜，当鼓阶的外淋巴振动时，它有缓冲淋巴压力的作用；当鼓膜破损或听小骨功能障碍时，鼓室中空气的振动可经此膜传入内耳，故以此命名。

15. 壶腹嵴

在膜半规管的膜壶腹上有一嵴状突起，称为壶腹嵴，是位觉感受器，能感受旋转运动的刺激。

填图题答案

填图（一）

1. 旋髂浅动脉　2. 旋髂浅静脉　3. 股外侧浅静脉　4. 大隐静脉　5. 腹壁浅动脉
6. 腹壁浅静脉　7. 阴部外静脉　8. 阴部外动脉　9. 股内侧浅静脉

填图（二）

1. 股静脉　2. 大隐静脉　3. 长收肌　4. 股薄肌　5. 缝匠肌　6. 股神经　7. 股动脉　8. 股直肌　9. 股内侧肌

填图（三）

1. 半腱肌　2. 腘动脉　3. 腘静脉　4. 胫神经　5. 半膜肌　6. 坐骨神经　7. 腓总神经　8. 股二头肌　9. 腓肠外侧皮神经　10. 腓肠内侧皮神经

填图（四）

1. 大隐静脉　2. 胫骨前肌　3. 趾长屈肌腱　4. 足底内侧神经　5. 胫骨后肌腱
6. 胫后静脉　7. 胫后动脉　8. 足底外侧神经　9. 踇长屈肌腱

填图（五）

1. 三角肌　2. 胸内侧神经　3. 头静脉　4. 肱二头肌　5. 背阔肌　6. 胸外侧神经
7. 胸肩峰动脉　8. 胸小肌　9. 胸大肌

填图（六）

①胸上动脉　②胸肩峰动脉　③胸外侧动脉　④肩胛下动脉　⑤旋肱前动脉
⑥旋肱后动脉　⑦旋肩胛动脉　⑧胸背动脉　⑨肌皮神经　⑩正中神经
⑪尺神经　⑫前臂内侧皮神经　⑬臂内侧皮神经　⑭腋神经　⑮胸长神经

⑯胸背神经　⑰第 1 肋间隙的肋间臂神经　⑱第 2 肋间隙的肋间臂神经

⑲肌皮神经并入正中神经的分支

填图（七）

1. 正中神经　2. 肱桡肌　3. 桡神经　4. 桡动脉　5. 桡侧腕屈肌　6. 掌长肌

7. 尺神经　8. 尺动脉　9. 指浅屈肌　10. 尺侧腕屈肌

填图（八）

1. 桡动脉掌浅支　2. 拇主要动脉　3. 拇指桡掌侧动脉　4. 指掌侧总动脉　5. 尺动脉终支　6. 小指尺掌侧动脉　7. 指浅屈肌腱　8. 指掌侧固有动脉

填图（九）

1. 斜方肌　2. 听诊三角　3. 背阔肌　4. 上后锯肌　5. 菱形肌

填图（十）

1. 拇长伸肌腱　2. 桡动脉　3. 手腕背侧韧带　4. 拇短伸肌腱　5. 拇长展肌腱　6. 桡神经浅支

填图（十一）

1. 二腹肌前腹　2. 甲状舌骨肌　3. 胸骨甲状肌　4. 下颌舌骨肌　5. 肩胛舌骨肌　6. 胸骨舌骨肌

填图（十二）

1. 甲状腺上动脉　2. 颈内静脉　3. 甲状腺下动脉　4. 迷走神经　5. 喉上神经喉外支　6. 甲状腺　7. 喉返神经　8. 颈总动脉

填图（十三）

1. 会厌软骨　2. 声襞　3. 环状软骨板　4. 前庭襞　5. 甲状软骨　6. 环状软骨弓　7. 气管

填图（十四）

1. 颞浅静脉　2. 耳颞神经　3. 腮腺　4. 枕小神经　5. 耳大神经　6. 颞浅动脉　7. 腮腺导管　8. 面静脉

填图（十五）

1. 面静脉　2. 上颌动脉　3. 翼内肌　4. 舌神经　5. 面动脉　6. 翼外肌　7. 下牙槽神经　8. 咬肌

填图（十六）

1. 肋间内肌　2. 肋间后动脉　3. 肋间神经外侧皮支　4. 肋间外肌　5. 胸骨　6. 肋间神经　7. 交感干　8. 胸主动脉

填图（十七）

1. 迷走神经　2. 奇静脉　3. 右肺动脉　4. 交感干　5. 膈神经　6. 内脏大神经　7. 内脏小神经　8. 右主支气管　9. 心包　10. 膈肌

填图（十八）

1. 前锯肌　2. 腹外斜肌　3. 腹直肌　4. 腹直肌鞘前层　5. 胸大肌　6. 腱划

7. 腹内斜肌　8. 腹直肌鞘后层　9. 腹横筋膜

填图（十九）

1. 镰状韧带　2. 肝圆韧带　3. 肝总管　4. 胃网膜右动脉　5. 大网膜　6. 肝固有动脉　7. 门静脉　8. 胃网膜左动脉

填图（二十）

1. 中结肠动脉　2. 右结肠动脉　3. 回结肠动脉　4. 阑尾　5. 阑尾动脉　6. 肠系膜上静脉　7. 肠系膜上动脉　8. 空肠动脉　9. 回肠动脉

填图（二十一）

1. 下腔静脉　2. 腹主动脉　3. 髂腹股沟神经　4. 输尿管　5. 肾上腺　6. 生殖股神经　7. 股外侧皮神经　8. 左睾丸静脉

填图（二十二）

1. 髂内动脉　2. 髂外动脉　3. 输尿管　4. 闭孔动脉　5. 输精管动脉　6. 输精管　7. 脐动脉　8. 膀胱上动脉　9. 骶外侧动脉　10. 臀下动脉　11. 臀上动脉　12. 阴部内动脉　13. 膀胱下动脉　14. 直肠下动脉　15. 直肠

填图（二十三）

1. 上矢状窦　2. 下矢状窦　3. 直窦　4. 窦汇　5. 横窦　6. 大脑镰　7. 视神经　8. 小脑幕

彩　图

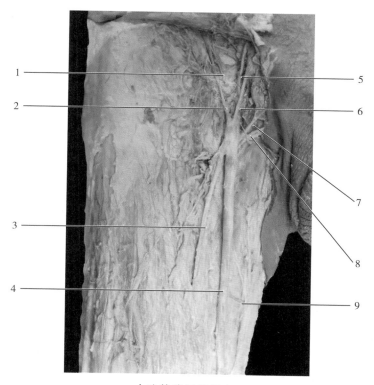

大隐静脉及其属支

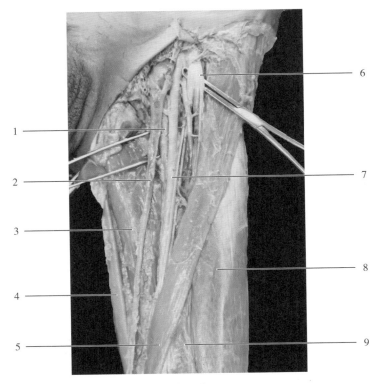

股三角

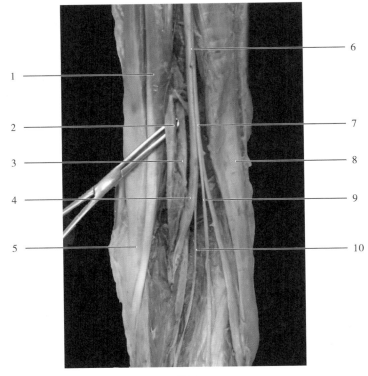

腘窝

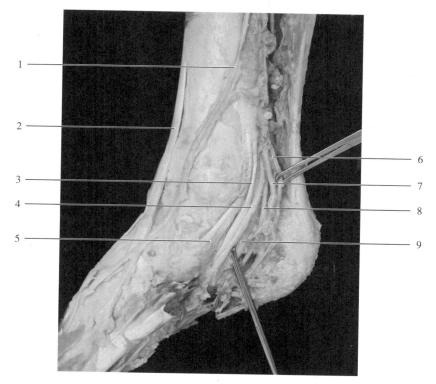

踝管

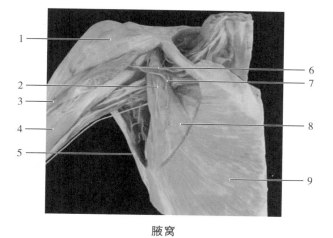

腋窝

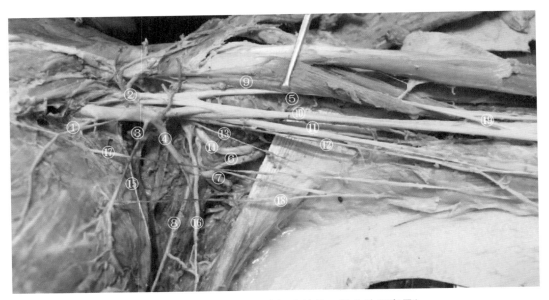

腋窝结构(旋肱后动脉、肋间臂神经、肌皮神经变异)

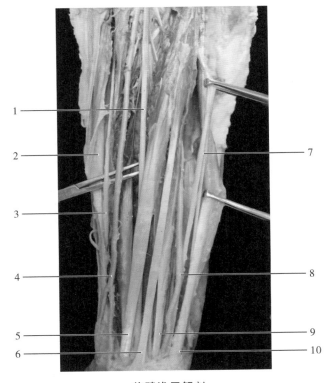

前臂浅层解剖

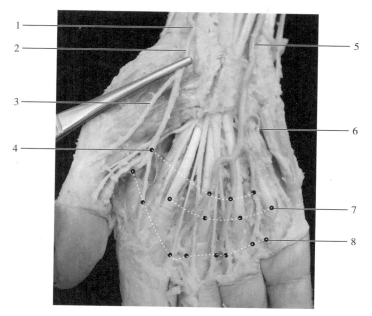

变异的掌浅弓

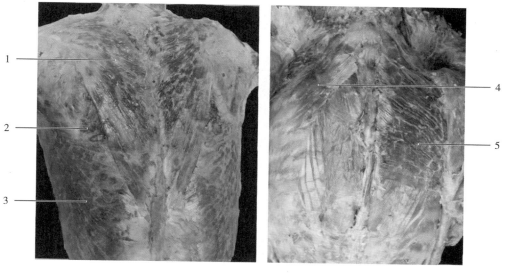

背肌

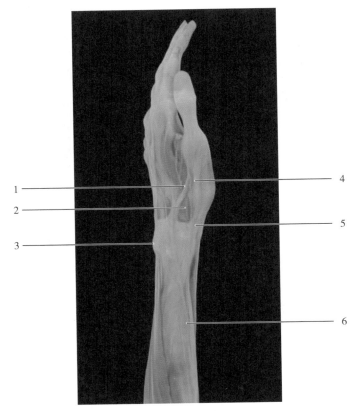

解剖学鼻烟窝

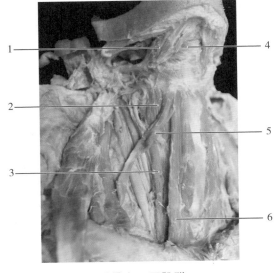

舌骨上、下肌群

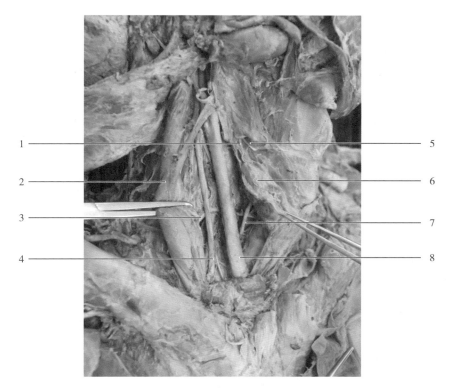

颈部深层

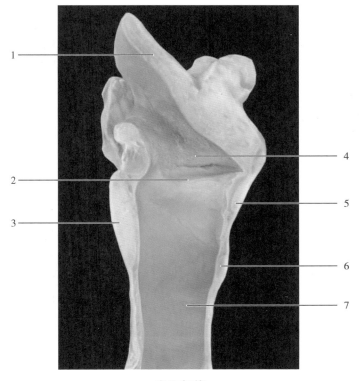

喉和气管

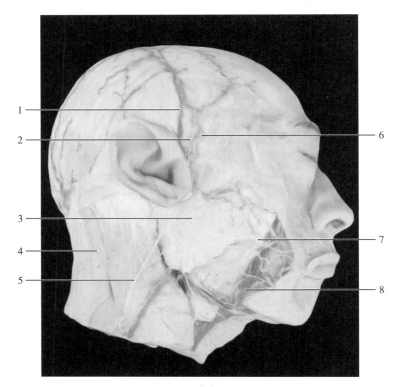

面浅部

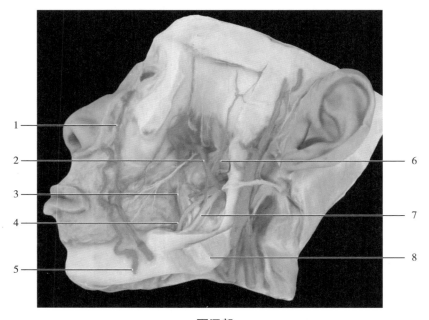

面深部

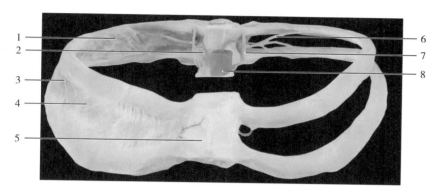

胸壁

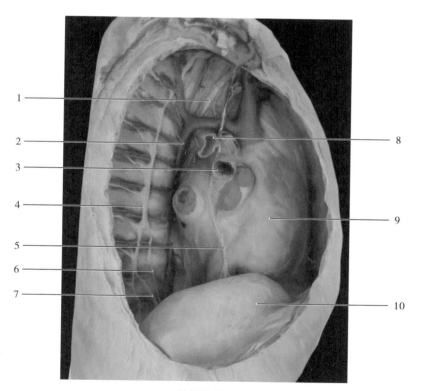

纵隔右侧面

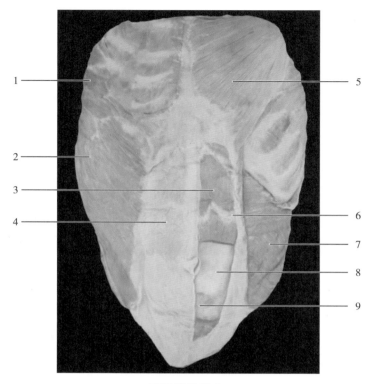

腹前壁的肌肉

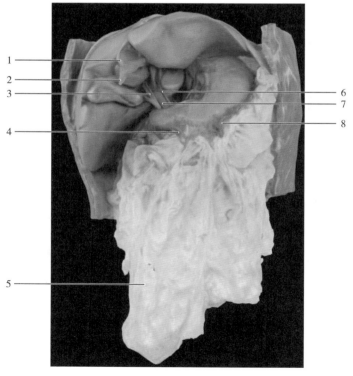

腹上部器官和大网膜

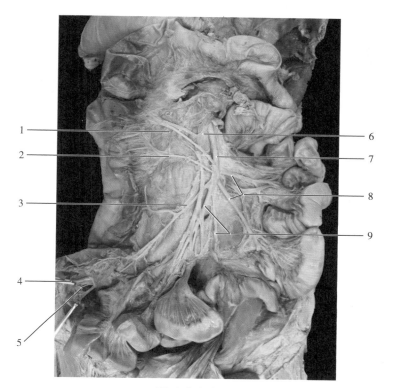

肠系膜上动脉

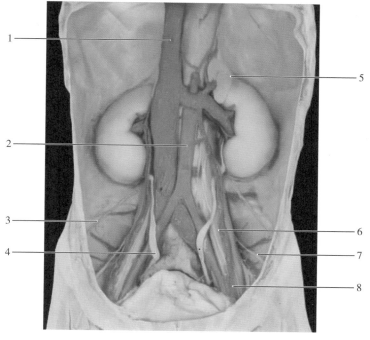

腹膜后隙

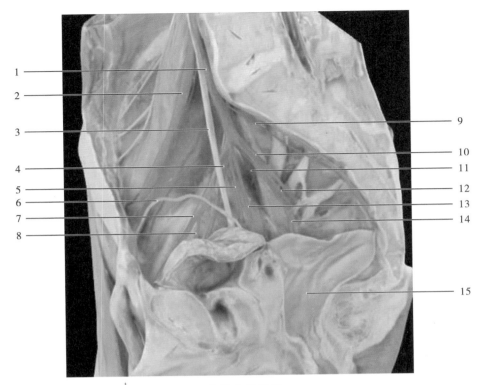

盆腔内的动脉

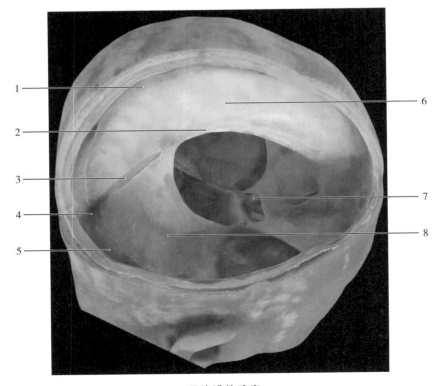

硬脑膜静脉窦